Trastornos del Lenguaje y Disfagia en la Infancia: una aproximación para el pediatra

Manuel A. Rodríguez Lanza
Aniuska Sutil Rosas

Trastornos del Lenguaje y Disfagia en la Infancia: una aproximación para el pediatra
2023 © Manuel Antonio Rodríguez Lanza

ISBN 978-1-4477-7805-9

Diseño e ilustración: el autor
Impresión: lulu.com

A los niños, fuente de nuestra inspiración...

Tabla de contenido

Introducción

En un mundo donde la comunicación y la conexión humana son fundamentales para el desarrollo y la calidad de vida, los trastornos del lenguaje y la disfagia representan desafíos significativos en la infancia.

Durante más de una década, he trabajado en una consulta especializada en trastornos de audición y lenguaje, adquiriendo valiosas experiencias y conocimientos en el diagnóstico y tratamiento de estas condiciones. Este bagaje me ha permitido desarrollar una perspectiva única y profunda sobre el impacto que estos trastornos tienen en la vida de los niños y sus familias. En un mundo donde la comunicación y la conexión humana son fundamentales para el desarrollo y la calidad de vida, los trastornos del lenguaje y la disfagia representan desafíos significativos en la infancia. Este libro, "Trastornos del Lenguaje y Disfagia en la Infancia: una aproximación para el pediatra", tiene como objetivo proporcionar una visión integral y actualizada de estas problemáticas, ofreciendo una guía exhaustiva para padres, cuidadores, educadores y profesionales de la salud interesados en comprender y enfrentar estos desafíos.

Los trastornos del lenguaje comprenden un extenso espectro de alteraciones que pueden incidir en la aptitud de un niño para manifestar, asimilar y procesar información de índole verbal y no verbal. Dichas dificultades pueden exteriorizarse en forma de demoras en el desarrollo del habla, anomalías en la articulación fonética, obstáculos en la aprehensión y producción del lenguaje oral y escrito, así como en la habilidad para utilizar el lenguaje de manera apropiada en contextos comunicativos específicos. Estas disfunciones lingüísticas pueden derivar en repercusiones adversas en la evolución emocional, social y académica de los menores involucrados, afectando su adaptación en distintos ámbitos de la vida y, en última instancia, su calidad de vida a largo plazo.

Por otro lado, la disfagia se refiere a la dificultad o incapacidad para tragar de manera segura y eficaz, lo que puede poner en riesgo la nutrición y la hidratación adecuadas del niño, así como aumentar el riesgo de infecciones respiratorias y otras complicaciones. Aunque la disfagia y los trastornos del lenguaje pueden presentarse de forma aislada, también pueden coexistir, ya que comparten estructuras y funciones neuromusculares y cognitivas.

"Trastornos del Lenguaje y Disfagia en la Infancia: una aproximación para el pediatra" se divide en varias secciones que abordan tanto los trastornos del lenguaje como la disfagia desde múltiples perspectivas. Comenzaremos con una descripción detallada de las bases neuroanatómicas, cognitivas y fisiológicas subyacentes a estos desafíos, seguida de una revisión de los diferentes tipos de trastornos del lenguaje y la disfagia, sus síntomas y características.

A continuación, exploraremos los enfoques actuales para el diagnóstico y la evaluación de estos trastornos, resaltando la importancia del trabajo interdisciplinario entre profesionales de la salud y la educación. También discutiremos la relevancia de la detección temprana y la intervención, así como las diversas opciones de tratamiento disponibles, incluyendo terapias del habla, la alimentación y estrategias compensatorias.

En las últimas secciones, nos centraremos en el apoyo emocional y práctico para las familias, con el objetivo de empoderar a los padres y cuidadores en su labor de acompañar a sus hijos en este camino. Además, abordaremos el papel de la educación inclusiva y las adaptaciones necesarias en el entorno escolar para garantizar el éxito y el bienestar de los niños con trastornos del lenguaje y disfagia.

Finalmente, "Trastornos del Lenguaje y Disfagia en la Infancia: una aproximación para el pediatra" ofrece un recurso valioso y comprensible para quienes buscan entender, apoyar y mejorar la vida de los niños con trastornos del lenguaje y disfagia, uniendo conocimientos, experiencias y esperanzas en este tema.

Bases Neuroanatómicas de los Trastornos del Lenguaje: Un Vistazo al Cerebro y su Funcionamiento

Los trastornos del lenguaje afectan a numerosos niños y adultos en todo el mundo, impactando su capacidad para comunicarse de manera efectiva. Para comprender y abordar estos desafíos, es fundamental explorar las bases neuroanatómicas subyacentes a estos trastornos. Este ensayo analizará las regiones cerebrales y las conexiones neuronales involucradas en el lenguaje, así como las alteraciones neuroanatómicas asociadas con los trastornos del lenguaje.

Cerebro y lenguaje: áreas clave y conexiones

El procesamiento del lenguaje en el cerebro humano es un fenómeno complejo que involucra múltiples regiones y circuitos neuronales. Dos áreas cerebrales clásicamente asociadas con el lenguaje son el área de Broca y el área de Wernicke, ubicadas en el hemisferio dominante para el lenguaje, que generalmente es el hemisferio izquierdo en individuos diestros.

El área de Broca, localizada en la circunvolución frontal inferior, está relacionada con la producción del habla y la gramática. Por otro lado, el área de Wernicke, situada en la circunvolución temporal superior, se encarga de la comprensión del lenguaje. Ambas áreas están conectadas a través del fascículo arqueado, una vía de fibras nerviosas que permite la comunicación entre ellas.

Además, otras regiones cerebrales también están involucradas en el procesamiento del lenguaje, como la circunvolución angular y supramarginal del lóbulo parietal, el giro frontal medio y el giro temporal medio, entre otras. Estas áreas trabajan en conjunto para facilitar diversas habilidades lingüísticas, como la articulación, la semántica, la sintaxis y la fonología.

Alteraciones neuroanatómicas en los trastornos del lenguaje

Los trastornos del lenguaje pueden estar asociados con diversas alteraciones neuroanatómicas, que incluyen anomalías en el volumen y la estructura de las áreas cerebrales involucradas en el procesamiento del lenguaje, así como en las conexiones entre ellas.

Por ejemplo, en la afasia de Broca, un trastorno que afecta la fluidez y la producción del habla se ha observado una disfunción o lesión en el área de Broca y en las regiones vecinas, como el giro frontal inferior y el área motora suplementaria. Del mismo modo, la afasia de Wernicke, caracterizada por dificultades en la comprensión del lenguaje, se ha asociado con anomalías en el área de Wernicke y el giro temporal superior.

En el caso de los trastornos del lenguaje específicos, como la dislexia, se han identificado alteraciones en varias regiones cerebrales, incluyendo el giro frontal medio, el giro temporal medio y las áreas parieto-temporales. Estos cambios pueden manifestarse como diferencias en el volumen de sustancia gris, la densidad de las neuronas o las conexiones funcionales y estructurales entre las regiones involucradas en el procesamiento del lenguaje. En la dislexia, por ejemplo, se ha observado una disminución en la simetría del planum temporale, una región del lóbulo temporal asociada con la habilidad fonológica y el procesamiento auditivo. Además, se ha reportado una menor activación en el giro frontal medio y el giro temporal medio durante tareas de lectura y procesamiento fonológico.

Asimismo, en la dislexia se han encontrado alteraciones en las conexiones funcionales y estructurales entre las áreas del lenguaje. Estudios de imágenes cerebrales, como la resonancia magnética funcional (fMRI) y la resonancia magnética de difusión (DTI), han mostrado una disminución en la conectividad entre el área de Broca, el área de Wernicke y las áreas parieto-temporales en individuos con dislexia. Esto sugiere que las dificultades en la lectura y el procesamiento fonológico podrían estar relacionadas con una comunicación inadecuada entre estas regiones cerebrales.

Otros trastornos del lenguaje específicos, como el trastorno del lenguaje expresivo y el trastorno del lenguaje mixto receptivo-expresivo, también se han asociado con alteraciones neuroanatómicas en áreas clave para el lenguaje. Por ejemplo, se han identificado anomalías en el volumen y la estructura del área de Broca y el área de Wernicke en niños con trastornos del lenguaje expresivo. En el trastorno del lenguaje mixto receptivo-expresivo, se han observado alteraciones en la sustancia gris y la conectividad funcional entre las áreas frontales, temporales y parieto-temporales.

En resumen, los trastornos del lenguaje específicos, como la dislexia, pueden estar asociados con diversas alteraciones neuroanatómicas en las regiones cerebrales involucradas en el procesamiento del lenguaje. Estos cambios pueden incluir diferencias en el volumen de la sustancia gris, la densidad neuronal y las conexiones funcionales y estructurales entre las áreas clave para el lenguaje. Comprender estas alteraciones neuroanatómicas es fundamental para el desarrollo de enfoques de diagnóstico y tratamiento más efectivos para los trastornos del lenguaje. La investigación continua en este campo es esencial para mejorar nuestra comprensión de la base neural de los trastornos del lenguaje y para desarrollar estrategias de intervención cada vez más precisas y personalizadas.

El procesamiento del lenguaje a nivel cerebral es un fenómeno complejo que involucra múltiples regiones cerebrales, circuitos neuronales y neurotransmisores. Este proceso se lleva a cabo a través de la interacción de diversas áreas cerebrales especializadas, cada una responsable de diferentes aspectos del lenguaje, como la producción y comprensión del habla, la semántica, la sintaxis y la fonología.

Fisiología del procesamiento del lenguaje

El procesamiento del lenguaje comienza con la recepción de estímulos auditivos o visuales. Por ejemplo, cuando escuchamos a alguien hablar, las ondas sonoras son convertidas en señales eléctricas por el oído interno y transmitidas al núcleo coclear del tronco encefálico. Desde allí, las señales son enviadas al tálamo y posteriormente a la corteza auditiva primaria, ubicada en el lóbulo temporal, donde se procesan los aspectos básicos del sonido.

Una vez que se han procesado los aspectos básicos del sonido, la información se envía a otras áreas cerebrales para un procesamiento más detallado y especializado. Por ejemplo, en el caso de la comprensión del lenguaje, la información auditiva es transmitida al área de Wernicke, donde se analiza la estructura gramatical y se extrae el significado de las palabras y las frases.

En el caso de la producción del lenguaje, el área de Broca, ubicada en la circunvolución frontal inferior, juega un papel importante en la planificación y la generación de las secuencias motoras necesarias para la articulación del habla. La información generada en el área de Broca se envía a través del área motora primaria en el lóbulo frontal, que controla los movimientos de los músculos necesarios para el habla, como los de la boca, la lengua y las cuerdas vocales.

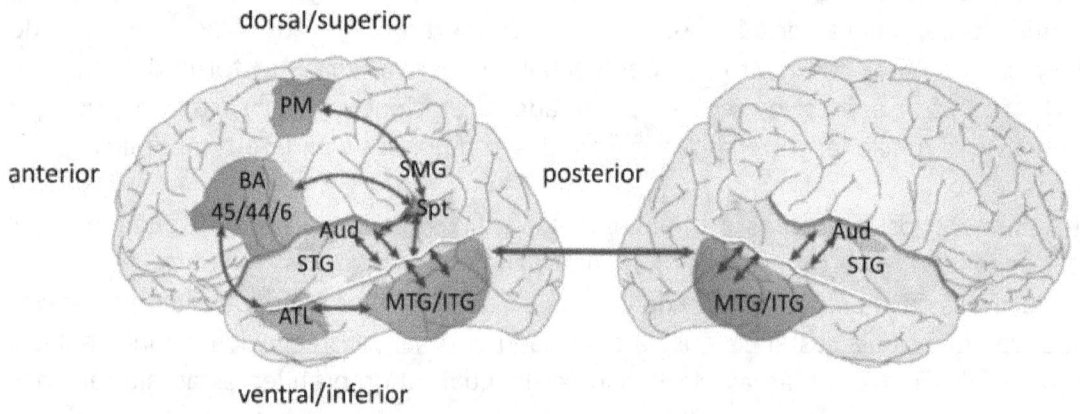

Esquema de la anatomía funcional del procesamiento del lenguaje. Se representan dos amplias corrientes de procesamiento: una corriente ventral para la comprensión del habla, que está organizada en gran medida bilateralmente y fluye hacia el lóbulo temporal, y una corriente dorsal para la integración sensoriomotora que es dominante en el lado izquierdo e involucra estructuras en la unión parieto-temporal y el lóbulo frontal. ATL: lóbulo temporal anterior; Aud: corteza auditiva (etapas iniciales de procesamiento); BA 45/44/6: áreas de Brodmann 45, 44 y 6; MTG/ITG: giro temporal medio, giro temporal inferior; PM, pre-motor, porción dorsal; SMG: giro supramarginal; Spt: región parietal temporal de Sylvian (solo izquierda); STG: giro temporal superior; línea roja: fisura de Sylvian; línea amarilla: surco temporal superior (STS). Adaptado de (Hickok & Poeppel, 2007) doi: 10.1016/j.plrev.2009.06.001

Neurotransmisores asociados al procesamiento del lenguaje:

El procesamiento del lenguaje implica la transmisión de señales eléctricas a través de las neuronas y la liberación de neurotransmisores en las sinapsis, las pequeñas hendiduras entre las neuronas por donde se transmiten las señales químicas. Algunos de los principales neurotransmisores involucrados en el procesamiento del lenguaje incluyen:

Glutamato: El glutamato es el principal neurotransmisor excitatorio en el sistema nervioso central y juega un papel crucial en la transmisión de señales en las redes neuronales involucradas en el procesamiento del lenguaje.

Ácido gamma-aminobutírico (GABA): El GABA es el principal neurotransmisor inhibidor en el cerebro y está involucrado en la modulación y regulación de la actividad neuronal en las áreas del lenguaje. Un equilibrio adecuado entre la excitación y la inhibición, mediada por glutamato y GABA, es necesario para el funcionamiento óptimo de las redes neuronales implicadas en el procesamiento del lenguaje.

Dopamina: La dopamina es un neurotransmisor que participa en la regulación del estado de ánimo, la motivación y el aprendizaje. También se ha relacionado con la atención y la memoria de trabajo, procesos cognitivos esenciales para el procesamiento eficiente del lenguaje. Algunos estudios sugieren que la dopamina puede estar involucrada en la modulación de la actividad neuronal en áreas del lenguaje, como el área de Broca y el área de Wernicke, y que alteraciones en los niveles de dopamina podrían estar relacionadas con trastornos del lenguaje, como la dislexia y la afasia.

Serotonina: La serotonina es otro neurotransmisor que influye en el estado de ánimo, la ansiedad y la regulación emocional. Aunque su papel en el procesamiento del lenguaje no está completamente claro, se ha sugerido que la serotonina podría estar implicada en la modulación de la actividad neuronal en las áreas del lenguaje y en la interacción entre las emociones y el procesamiento lingüístico.

Acetilcolina: La acetilcolina es un neurotransmisor que desempeña un papel en la atención, la memoria y el aprendizaje, procesos cognitivos fundamentales para el desarrollo y la adquisición del lenguaje. La acetilcolina también podría estar involucrada en la modulación de la actividad neuronal en áreas del lenguaje, como el área de Broca y el área de Wernicke.

En resumen, el procesamiento del lenguaje a nivel cerebral involucra una compleja interacción entre múltiples regiones cerebrales y circuitos neuronales, así como la liberación y acción de diversos neurotransmisores. Estos neurotransmisores, como el glutamato, GABA, dopamina, serotonina y acetilcolina, juegan roles importantes en la modulación y regulación de la actividad neuronal en las áreas del lenguaje, así como en procesos cognitivos esenciales, como la atención, la memoria y el aprendizaje. Comprender la fisiología y la función de los neurotransmisores en el procesamiento del lenguaje puede proporcionar información valiosa sobre la base neural de los trastornos del lenguaje y potencialmente guiar el desarrollo de enfoques terapéuticos más eficaces.

La modulación de la actividad neuronal en las áreas del lenguaje y su interacción con las emociones y el procesamiento lingüístico es un aspecto fundamental para entender cómo el cerebro integra y procesa información de diversas fuentes. La comunicación emocional y el lenguaje están estrechamente relacionados, y ambos procesos se superponen e interactúan en el cerebro.

Áreas del cerebro y emociones en el procesamiento del lenguaje

La amígdala es una estructura cerebral clave en la regulación emocional y la atribución de valor emocional a estímulos sensoriales. La amígdala también está involucrada en el procesamiento del lenguaje, especialmente cuando se trata de contenido emocional. Por ejemplo, palabras o frases con una carga emocional pueden activar la amígdala, lo que indica una interacción entre el procesamiento lingüístico y emocional.

El sistema límbico, que incluye la amígdala, el hipocampo y el cíngulo anterior, también juega un papel importante en la interacción entre las emociones y el lenguaje. Estas áreas del cerebro están involucradas en la regulación de las emociones, la memoria y la atención, y se comunican con las áreas del lenguaje, como el área de Broca y el área de Wernicke, a través de conexiones neuronales.

Neurotransmisores en la interacción entre emociones y lenguaje

Los neurotransmisores, como la serotonina y la dopamina, también están involucrados en la interacción entre las emociones y el procesamiento lingüístico. Estos neurotransmisores influyen en el estado de ánimo, la motivación y la regulación emocional, y pueden modular la actividad neuronal en las áreas del lenguaje.

Por ejemplo, la serotonina, que está relacionada con la regulación del estado de ánimo y la ansiedad, puede influir en el procesamiento emocional del lenguaje al modular la actividad neuronal en áreas como el área de Broca y el área de Wernicke. La dopamina, que está asociada con la motivación y el aprendizaje, también puede influir en la atención y la memoria de trabajo, procesos cognitivos clave para el procesamiento eficiente del lenguaje.

Integración de emociones y lenguaje en el cerebro

La integración de las emociones y el lenguaje en el cerebro permite que los individuos procesen información emocional en el contexto del lenguaje y viceversa. Por ejemplo, al escuchar una historia emocional, el cerebro puede integrar el contenido lingüístico con la información emocional para comprender y responder adecuadamente a la situación.

Esta integración de emociones y lenguaje también es esencial para la comunicación emocional efectiva, como la capacidad de interpretar el tono de voz, las expresiones faciales y el lenguaje corporal de otras personas, así como transmitir nuestras propias emociones a través del habla y la expresión facial.

Bases cognitivas de los trastornos del lenguaje

Los trastornos del lenguaje representan una amplia gama de dificultades en la comunicación y el procesamiento del lenguaje, que pueden afectar tanto a la comprensión como a la expresión oral y escrita. Estas dificultades pueden tener un impacto significativo en la vida cotidiana y el desarrollo educativo de los afectados. La investigación en las bases cognitivas de los trastornos del lenguaje nos permite comprender mejor los mecanismos subyacentes y desarrollar estrategias de intervención más efectivas.

Fonología y trastornos del lenguaje

Una de las áreas cognitivas clave en la adquisición y el procesamiento del lenguaje es la fonología, que se refiere al sistema de sonidos del lenguaje y las reglas que rigen su combinación. Los niños con trastornos del lenguaje a menudo tienen dificultades con la percepción y la producción de sonidos del habla, lo que puede dificultar la comprensión y la producción de palabras y oraciones. Un ejemplo de un trastorno del lenguaje que afecta la fonología es la dislalia, donde los niños tienen dificultades para pronunciar correctamente ciertos fonemas.

Semántica y trastornos del lenguaje

La semántica es otro aspecto fundamental del lenguaje que se refiere al significado de las palabras y las frases. Los niños con trastornos del lenguaje pueden tener dificultades para comprender y utilizar adecuadamente las palabras y las estructuras gramaticales, lo que puede resultar en un lenguaje limitado y una comunicación ineficiente. Un ejemplo de un trastorno del lenguaje que afecta la semántica es el trastorno específico del lenguaje (TEL), en el cual los niños tienen dificultades para adquirir y utilizar el lenguaje a pesar de tener habilidades cognitivas y sensoriales normales.

Memoria de trabajo y trastornos del lenguaje

La memoria de trabajo, que es la capacidad de retener y manipular información a corto plazo, también juega un papel importante en el procesamiento del lenguaje. Los niños con trastornos del lenguaje pueden tener dificultades para recordar y procesar información verbal, lo que puede dificultar la comprensión y producción de oraciones complejas y la adquisición de nuevas habilidades lingüísticas. La dislexia, un trastorno del lenguaje que afecta la lectura y la escritura, a menudo se asocia con dificultades en la memoria de trabajo verbal.

Atención y trastornos del lenguaje

La atención es otra función cognitiva clave que puede estar implicada en los trastornos del lenguaje. Los niños con dificultades en la atención pueden tener problemas para concentrarse en la información verbal y filtrar distracciones irrelevantes, lo que puede dificultar el aprendizaje y la comprensión del lenguaje. El trastorno por déficit de atención e hiperactividad (TDAH) es un trastorno que a menudo coexiste con los trastornos del lenguaje y puede contribuir a las dificultades en la comunicación y el aprendizaje.

Conclusión

Los trastornos del lenguaje son complejos y multifacéticos, involucrando una variedad de procesos cognitivos que trabajan en conjunto para permitir la adquisición, comprensión y producción del lenguaje. La fonología, la semántica, la memoria de trabajo y la atención son solo algunos de los aspectos cognitivos que pueden verse afectados en diferentes trastornos del lenguaje, como la dislalia, el trastorno específico del lenguaje, la dislexia y el TDAH.

El entendimiento profundo de las bases cognitivas subyacentes a los trastornos del lenguaje es esencial para el diseño y la implementación de estrategias de intervención y terapias efectivas. A través de la identificación y el análisis de las deficiencias específicas en procesos cognitivos como la percepción fonológica, la memoria de trabajo, la atención y la representación semántica, los profesionales especializados en el campo de la neuropsicología y la patología del habla y el lenguaje pueden desarrollar enfoques de intervención individualizados y personalizados, que aborden de manera precisa las necesidades únicas de cada niño afectado.

La investigación científica en neurociencia cognitiva, psicolingüística y genética ha proporcionado información valiosa sobre los mecanismos cerebrales, cognitivos y genéticos involucrados en los trastornos del lenguaje. Estos avances han permitido a los investigadores y profesionales diseñar intervenciones basadas en evidencia, las cuales se fundamentan en un conocimiento empírico sólido y en teorías cognitivas y neurobiológicas.

Además, la utilización de técnicas de neuroimagen funcional, como la resonancia magnética funcional (fMRI) y la magnetoencefalografía (MEG), ha permitido a los investigadores observar la actividad cerebral durante el procesamiento del lenguaje en tiempo real, lo que ha llevado a una mayor comprensión de las redes neuronales y las áreas cerebrales implicadas en estos trastornos.

Al combinar estos avances en el conocimiento científico con enfoques de intervención basados en la evidencia, es posible mejorar significativamente la eficacia de las terapias y las intervenciones dirigidas a los niños con trastornos del lenguaje. Esto, a su vez, puede llevar a una mejora en su capacidad para comunicarse, participar en actividades sociales y académicas y, en última instancia, mejorar su calidad de vida y bienestar emocional.

En última instancia, la investigación en las bases cognitivas de los trastornos del lenguaje tiene el potencial de mejorar significativamente la calidad de vida y las oportunidades educativas para los niños afectados. Al continuar explorando y ampliando nuestro conocimiento en este campo, podremos desarrollar intervenciones cada vez más efectivas y ofrecer un mejor apoyo a los niños con trastornos del lenguaje y sus familias.

Bases Neuroanatómicas de la Disfagia en Niños

La disfagia es un trastorno que afecta la capacidad de deglutir y puede tener un impacto significativo en la calidad de vida de los niños afectados. El proceso de deglución es una función compleja que requiere la coordinación de múltiples estructuras anatómicas y redes neuronales en el cerebro y el sistema nervioso periférico. En este ensayo, exploraremos las bases neuroanatómicas de la disfagia en niños, incluyendo las áreas cerebrales, los nervios craneales y los neurotransmisores involucrados en la deglución.

Bases neuroanatómicas de la deglución

El acto de deglutir se divide en tres fases principales: oral, faríngea y esofágica. Cada fase requiere la coordinación precisa de múltiples estructuras anatómicas y la activación de redes neuronales específicas.

Fase oral: Esta fase involucra la preparación del bolo alimenticio en la boca. Comienza con la masticación de los alimentos y la mezcla con saliva para formar un bolo. La lengua ayuda a mover el bolo hacia la parte posterior de la boca en preparación para la siguiente fase. La fase oral es voluntaria y está controlada por la corteza motora en el cerebro. Durante esta fase, el bolo alimenticio es masticado y mezclado con saliva. Los músculos de la lengua y las mejillas trabajan en conjunto para mover el bolo hacia la parte posterior de la boca. El área precentral y el área motora primaria en el lóbulo frontal del cerebro son responsables de la coordinación de los movimientos musculares involucrados en esta fase.

Fase faríngea: La fase faríngea es un proceso involuntario que se desencadena cuando el bolo alimenticio alcanza la faringe. Durante esta fase, la deglución se convierte en un reflejo coordinado por el tronco encefálico. La epiglotis se cierra para proteger las vías respiratorias, evitando que los alimentos entren en la tráquea, y los músculos de la faringe se contraen, empujando el bolo hacia el esófago. El reflejo de deglución es desencadenado cuando el bolo alimenticio alcanza la faringe. El núcleo del tracto solitario (NTS) en el tronco encefálico integra la información sensorial y coordina el reflejo de deglución. Los músculos de la faringe se contraen para impulsar el bolo hacia el esófago, y la epiglotis se cierra para proteger la vía aérea.

Fase esofágica: Esta fase también es involuntaria y se controla mediante el tronco encefálico y el sistema nervioso entérico. El bolo alimenticio se mueve a través del esófago hacia el estómago mediante ondas peristálticas coordinadas por el nervio vago y los músculos esofágicos. El esfínter esofágico superior se relaja para permitir la entrada del bolo al esófago, y el esfínter esofágico inferior se relaja para permitir la entrada del bolo al estómago. El bolo alimenticio es transportado a través del esófago hacia el estómago mediante ondas peristálticas coordinadas. La transición del esófago al estómago es controlada por el esfínter esofágico inferior. El núcleo motor dorsal del vago en el tronco encefálico es responsable de la regulación de la peristalsis esofágica.

Nervios craneales y disfagia

Varios nervios craneales desempeñan un papel crucial en la deglución, incluidos el nervio trigémino (V), el nervio facial (VII), el nervio glosofaríngeo (IX) y el nervio vago (X). Estos nervios transmiten información sensorial y motora entre las estructuras involucradas en la deglución y el cerebro.

La disfagia en niños puede ser el resultado de alteraciones en la función de estos nervios craneales, que pueden deberse a lesiones, malformaciones congénitas o trastornos neurológicos.

Neurotransmisores y disfagia

La función de los neurotransmisores en la deglución también es importante. El glutamato, el GABA y la serotonina son algunos de los principales neurotransmisores involucrados en la regulación de la deglución.

Alteraciones en la liberación o función de estos neurotransmisores pueden afectar la coordinación y el control de los músculos involucrados en la deglución, lo que podría contribuir a la disfagia en niños. Por ejemplo, un desequilibrio en los niveles de glutamato y GABA, que son neurotransmisores excitatorios e inhibitorios, respectivamente, puede afectar la sincronización y la fuerza de las contracciones musculares necesarias para una deglución adecuada. Además, la serotonina, que regula el estado de ánimo y la ansiedad, también puede influir en la función de los músculos y nervios involucrados en la deglución, y su alteración podría estar relacionada con la disfagia.

Fase	Descripción	Control y Coordinación
Fase oral	Esta fase involucra la preparación del bolo alimenticio en la boca. Comienza con la masticación de los alimentos y la mezcla con saliva para formar un bolo. La lengua ayuda a mover el bolo hacia la parte posterior de la boca en preparación para la siguiente fase. Los músculos de la lengua y las mejillas trabajan en conjunto para mover el bolo hacia la parte posterior de la boca.	La fase oral es voluntaria y está controlada por la corteza motora en el cerebro, específicamente el área precentral y el área motora primaria en el lóbulo frontal.
Fase faríngea	La fase faríngea es un proceso involuntario que se desencadena cuando el bolo alimenticio alcanza la faringe. Durante esta fase, la deglución se convierte en un reflejo coordinado por el tronco encefálico. La epiglotis se cierra para proteger las vías respiratorias, evitando que los alimentos entren en la tráquea, y los músculos de la faringe se contraen, empujando el bolo hacia el esófago.	El núcleo del tracto solitario (NTS) en el tronco encefálico coordina el reflejo de deglución.

Fase	Descripción	Control y Coordinación
Fase esofágica	Esta fase también es involuntaria y se controla mediante el tronco encefálico y el sistema nervioso entérico. El bolo alimenticio se mueve a través del esófago hacia el estómago mediante ondas peristálticas coordinadas por el nervio vago y los músculos esofágicos. El esfínter esofágico superior se relaja para permitir la entrada del bolo al esófago, y el esfínter esofágico inferior se relaja para permitir la entrada del bolo al estómago.	El núcleo motor dorsal del vago en el tronco encefálico regula la peristalsis esofágica.

Conclusión

La disfagia en niños es un trastorno complejo que involucra múltiples estructuras neuroanatómicas y procesos fisiológicos. En la disfagia, la fisiología normal de la deglución se ve alterada, lo que puede ocurrir en cualquiera de las tres fases. Los problemas pueden surgir debido a la debilidad muscular, la falta de coordinación, la disfunción nerviosa o la obstrucción anatómica. Algunas causas comunes de disfagia incluyen enfermedades neuromusculares, daño cerebral, cáncer de cabeza y cuello, reflujo gastroesofágico y anomalías estructurales congénitas.

Los síntomas de la disfagia pueden variar según la fase afectada y la gravedad del trastorno. Algunos síntomas comunes incluyen dificultad para iniciar la deglución, tos o atragantamiento durante la alimentación, regurgitación nasal, sensación de comida atascada en la garganta o el pecho y pérdida de peso involuntaria debido a problemas para comer.

El tratamiento de la disfagia puede incluir terapia de deglución, modificaciones en la dieta, ejercicios de fortalecimiento y coordinación muscular, medicamentos y, en algunos casos, cirugía para corregir problemas estructurales. El enfoque de tratamiento adecuado dependerá de la causa subyacente y la gravedad de la disfagia.

El conocimiento de las áreas cerebrales, los nervios craneales y los neurotransmisores involucrados en la deglución es fundamental para comprender las bases neuroanatómicas de la disfagia en niños. Esta información puede ser útil para desarrollar enfoques de diagnóstico y tratamiento más efectivos para niños con disfagia y mejorar su calidad de vida. Es importante continuar investigando las causas subyacentes de la disfagia en niños y explorar nuevas intervenciones terapéuticas que puedan abordar las alteraciones neuroanatómicas y fisiológicas específicas asociadas con este trastorno.

Bibliografía

1. Friederici, A. D. (2011). The brain basis of language processing: from structure to function. Physiological Reviews, 91(4), 1357-1392. https://doi.org/10.1152/physrev.00006.2011
2. Price, C. J. (2012). A review and synthesis of the first 20 years of PET and fMRI studies of heard speech, spoken language and reading. NeuroImage, 62(2), 816-847. https://doi.org/10.1016/j.neuroimage.2012.04.062
3. Hickok, G., & Poeppel, D. (2007). The cortical organization of speech processing. Nature Reviews Neuroscience, 8(5), 393-402. https://doi.org/10.1038/nrn2113
4. Citron, F. M. (2012). Neural correlates of written emotion word processing: A review of recent electrophysiological and hemodynamic neuroimaging studies. Brain and Language, 122(3), 211-226. https://doi.org/10.1016/j.bandl.2011.12.007
5. Pessoa, L. (2017). A network model of the emotional brain. Trends in Cognitive Sciences, 21(5), 357-371. https://doi.org/10.1016/j.tics.2017.03.002
6. Pulvermüller, F., & Fadiga, L. (2010). Active perception: sensorimotor circuits as a cortical basis for language. Nature Reviews Neuroscience, 11(5), 351-360. https://doi.org/10.1038/nrn2811
7. Bishop, D. V. (2014). Uncommon Understanding: Development and Disorders of Language Comprehension in Children. Psychology Press.
8. Catts, H. W., & Kamhi, A. G. (2017). Language and Reading Disabilities (3rd ed.). Pearson.
9. Hickok, G., & Poeppel, D. (2007). The cortical organization of speech processing. Nature Reviews Neuroscience, 8(5), 393-402.
10. Kuhl, P. K. (2010). Brain mechanisms in early language acquisition. Neuron, 67(5), 713-727.
11. Leonard, L. B. (2014). Children with Specific Language Impairment (2nd ed.). MIT Press.
12. Pennington, B. F., & Bishop, D. V. (2009). Relations among speech, language, and reading disorders. Annual Review of Psychology, 60, 283-306.
13. Price, C. J. (2012). A review and synthesis of the first 20 years of PET and fMRI studies of heard speech, spoken language and reading. Neuroimage, 62(2), 816-847.
14. Rapp, B., & Caplan, D. (2017). Neuroanatomy of Speech and Language. In G. Hickok & S. L. Small (Eds.), Neurobiology of Language (pp. 19-30). Academic Press.
15. Squire, L. R., & Kandel, E. R. (2012). Memory: From Mind to Molecules (2nd ed.). Roberts and Company Publishers.
16. Vissers, C., Koolen, S., Hermans, D., Scheper, A., & Knoors, H. (2015). Executive functioning in preschoolers with specific language impairment. Frontiers in Psychology, 6, 1574.
17. Hickok G. The functional neuroanatomy of language. Phys Life Rev. 2009 Sep;6(3):121-43. doi: 10.1016/j.plrev.2009.06.001. PMID: 20161054; PMCID: PMC2747108.

Trastornos de lenguaje en niños

Los Trastornos de lenguaje en niños es un problema frecuentemente observado en consultorios pediátricos. Abordar estos problemas a tiempo no solo ayuda a los individuos a expresar su mundo interior, sino que también mejora la capacidad de auto modulación conductual y la organización del pensamiento. Durante ciertos períodos críticos o ventanas de oportunidad, es posible adquirir habilidades de forma natural y duradera. Si se pierde este período crítico, el aprendizaje y el desempeño pueden ser deficientes.

El tratamiento planificado incluye educación y entrenamiento de los padres, terapias de apoyo temprano que abordan más que solo el lenguaje, y el sistema motor también juega un papel importante. El personal de salud tiene múltiples responsabilidades en la prevención, detección, diagnóstico y tratamiento de niños con problemas de lenguaje.

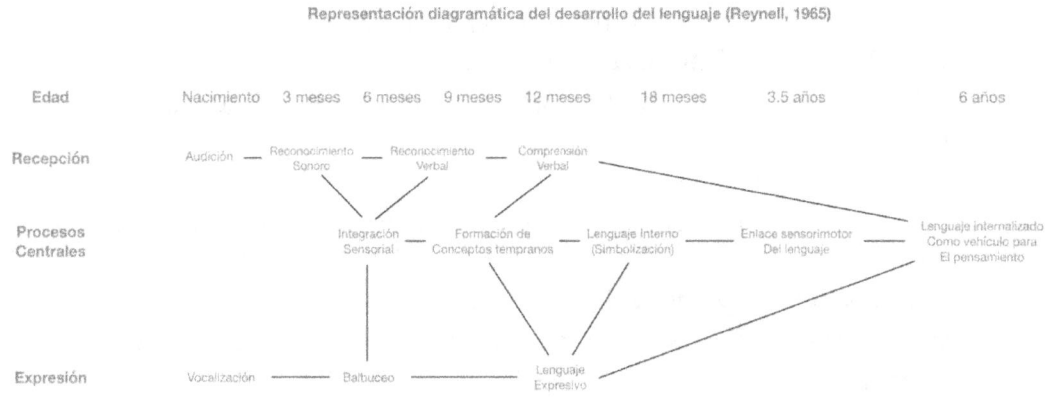

Representación del desarrollo del lenguaje

Los trastornos del lenguaje infantil pueden estar asociados con una amplia variedad de causas, incluyendo factores genéticos, problemas neurológicos, dificultades cognitivas y factores ambientales. Además, estos trastornos pueden manifestarse de diferentes maneras, como dificultades para pronunciar palabras, comprender el lenguaje, formar oraciones, o dificultades en la interacción social y el procesamiento del habla. Por lo tanto, la evaluación y el diagnóstico tempranos son esenciales para un tratamiento efectivo y exitoso. El abordaje terapéutico debe estar adaptado a las necesidades individuales de cada niño, y el equipo multidisciplinario de profesionales de la salud debe trabajar juntos para brindar el mejor cuidado posible. Además, se recomienda que los padres y cuidadores estén involucrados activamente en el proceso de tratamiento, ya que su apoyo emocional y práctico puede ser un factor clave en la recuperación del niño.

El **desarrollo del lenguaje** se desglosa de la siguiente manera:

Prelingüística (0 a 1 año 6 meses límite)
- Comunicación a través de señas, gestos, ruidos.
- Comprensión del lenguaje sencillo (con ayuda del contexto).
- Intención comunicativa.

Etapa de una palabra (1 a 2 años)
- Emisiones de una palabra (o aproximaciones).
- Comprensión del lenguaje sin necesidad de demasiadas pautas contextuales (señalización, gestos, entonación).
- Emisiones mono y bisilábicas.
- Articulación correcta de todas las vocales.
- 15 meses 5 palabras mínimo.
- 18 meses 8 palabras mínimo.
- 24 meses nombra imágenes en dibujo (2) o señala (4).

Lenguaje telegráfico (1 año 6 meses a 2 años 6 meses)
- Emisiones de 2 o más palabras o aproximaciones; sin embargo, aún no tienen características de oración.
- Jerga (habla como marcianito)
- Emisiones con palabras contenido (sustantivo, verbos) y no palabras función (artículos, preposiciones, conectivos).

Frases y oraciones simples (2 años a 3 años 6 meses)
- Emisiones que se reconocen como frases u oraciones; son breves y algunas aún dependen del contexto.
- Utilización de palabras contenido y función.
- Capacidad para iniciar, seguir, mantener y cambiar un tema.
- Articula perfectamente /d/, /b/, /m/, /n/, /ch/, /n/, /k/, /l/, /t/, /ll/, /p/, /f/ y diptongos /ua/, /ue/.

Oraciones Complejas (3 años a 4 años en adelante)
- Comunicación bastante fluida con emisiones largas.
- Comprensión y uso de metáforas, chistes, absurdos.
- Relatos de eventos de manera coherente.

Pronunciación:
- 4 años a 4 años y medio articula perfectamente /j/,/r/,/g/,/p/,/b/,/ie/
- 5 años articula perfecto los grupos /r/,/br/,/kl/,/fl/,/gl/,/kr/,/gr/ y diptongos/au/,/ei/.
- 6 años articula perfectamente /s/,/rr/,/pr/,/fr/,/tr/ y diptongo /eo/.

Edad	Hitos en el desarrollo del lenguaje	Signos de alerta
0-3 meses	Vocalizaciones y llanto diferenciados	Ausencia de vocalizaciones
4-6 meses	Balbuceo con consonantes	Falta de respuesta a estímulos sonoros
7-12 meses	Primera palabra, reconocimiento de su nombre	No balbucea, ausencia de contacto ocular
1-2 años	Vocabulario de 50 a 100 palabras, combina dos palabras	Ausencia de palabras, no responde a órdenes simples
2-3 años	Comprende preguntas simples, utiliza frases de tres o más palabras	Problemas de pronunciación, falta de comprensión, ausencia de interacción social
3-4 años	Utiliza frases más complejas y gramaticalmente correctas	Problemas de pronunciación, dificultad para seguir instrucciones
4-5 años	Vocabulario amplio, utiliza tiempos verbales correctamente	Dificultad para articular correctamente, falta de fluidez verbal
5-6 años	Lenguaje adulto casi completamente desarrollado	Dificultad para seguir conversaciones, problemas para entender conceptos abstractos

Tabla con los principales hitos en el desarrollo del lenguaje y algunos signos de alerta según la edad

Edad del niño	Indicadores de desarrollo lingüístico atípico
Desde los primeros meses	No interactúa socialmente
A partir del año	No entiende lo que se le dice
Entre los 18 meses y los 2 años	Usa pocos sonidos, palabras o gestos No dice las palabras con claridad
A partir de los 2 años	No combina las palabras
2-3 años	Tiene problemas para jugar y hablar con otros niños
Entre los 3 y los 4 años	Tiene que hacer un esfuerzo para decir sonidos o palabras

Tabla con algunos indicadores de desarrollo lingüístico atípico en niños

Entre los trastornos del lenguaje en los niños, se encuentran:

- Trastornos del habla: problemas para producir sonidos o palabras correctamente. Por ejemplo, la dislalia, la tartamudez o el retraso en el habla.
- Trastornos del lenguaje receptivo: dificultades para entender el lenguaje hablado o escrito.
- Trastornos del lenguaje expresivo: dificultades para expresar pensamientos o ideas a través del lenguaje hablado o escrito.
- Trastornos del lenguaje mixtos: dificultades tanto en la comprensión como en la expresión del lenguaje.

Los trastornos del lenguaje pueden afectar el rendimiento escolar, la interacción social y la autoestima de los niños. Por esta razón, es importante identificar estos trastornos de forma temprana y buscar tratamiento adecuado, que puede incluir terapia del habla y lenguaje, terapia ocupacional o terapia conductual. Los padres y cuidadores pueden ayudar a los niños con trastornos del lenguaje proporcionando un ambiente seguro y de apoyo, y animándolos a practicar y mejorar sus habilidades lingüísticas en el hogar y en la escuela.

Trastornos del habla

Los trastornos del habla son aquellos que afectan la capacidad del niño para pronunciar correctamente los sonidos del lenguaje hablado, lo que puede dificultar la comunicación efectiva. Algunos de los trastornos del habla más comunes en los niños incluyen:

- Dislalia: es la dificultad para pronunciar ciertos sonidos o grupos de sonidos de manera clara. Por ejemplo, los niños con dislalia pueden tener problemas para pronunciar correctamente las letras «r», «l», «s» o «ch».
- Tartamudez: es una dificultad en la fluidez del habla, que se caracteriza por repeticiones, bloqueos o prolongaciones de sonidos o palabras.
- Disartria: es una dificultad en la producción de los sonidos debido a un problema en los músculos del habla. Por ejemplo, los niños con disartria pueden tener una voz débil, una pronunciación imprecisa o una velocidad del habla alterada.
- Trastornos fonológicos: dificultad para utilizar los sonidos correctos en las palabras, lo que puede afectar la comprensión y la comunicación efectiva.
- Apraxia del habla: dificultad para planificar y coordinar los movimientos musculares necesarios para hablar claramente.

La detección temprana de los trastornos del habla es importante para poder abordarlos adecuadamente. Algunas señales que pueden indicar un posible trastorno del habla en los niños incluyen:

- Pronunciación imprecisa o incorrecta de los sonidos o las palabras.
- Dificultad para pronunciar ciertos sonidos o grupos de sonidos.
- Tartamudez o dificultades en la fluidez del habla.
- Dificultad para comunicarse con los demás.
- Bajo rendimiento académico o problemas de conducta en la escuela.

El momento en que se debe buscar ayuda depende de varios factores, incluyendo el tipo y la gravedad del trastorno del habla. En general, se recomienda que los padres estén atentos a las señales de un posible trastorno del habla desde el nacimiento del niño, aunque algunos trastornos del habla pueden no ser evidentes hasta que el niño comience a hablar.

Es importante tener en cuenta que cada niño se desarrolla a su propio ritmo y algunos pueden tardar más que otros en alcanzar ciertos hitos del desarrollo del habla y el lenguaje.

Es importante destacar que es normal que los niños de 2-3 años cometan errores en su habla y lenguaje, especialmente si están aprendiendo un segundo idioma o si han tenido poco contacto con otros niños de su edad.

Dislalia

La dislalia es un trastorno del habla que se caracteriza por la dificultad para pronunciar ciertos sonidos o grupos de sonidos de forma clara y precisa. La dislalia puede afectar a niños y adultos, pero es más común en niños en edad escolar.

Las personas con dislalia tienen dificultades para articular correctamente algunos sonidos del habla, lo que puede hacer que su discurso sea difícil de entender. Los sonidos que más a menudo son difíciles de pronunciar son aquellos que se forman en la parte delantera de la boca, como los sonidos «r», «l», «s», «t», «p», «b» y «m». También pueden tener dificultades para pronunciar ciertas combinaciones de sonidos, como «tr» o «pl».

Existen dos tipos de dislalia: la dislalia funcional y la dislalia orgánica. La dislalia funcional se debe a un problema en la forma en que el niño aprende a hablar, mientras que la dislalia orgánica se debe a un problema físico o estructural en los órganos del habla, como la lengua, los labios o el paladar.

Es posible que la dislalia se presente en niños que hablan varios idiomas, especialmente si se trata de una dislalia funcional, que se relaciona con la forma en que el niño aprende a hablar y no con un problema físico en los órganos del habla.

Aprender varios idiomas al mismo tiempo puede ser un desafío para algunos niños y puede afectar su capacidad para pronunciar ciertos sonidos de manera clara y precisa en cada idioma. Además, los niños que hablan varios idiomas pueden experimentar interferencia lingüística, que ocurre cuando las reglas gramaticales o de pronunciación de un idioma afectan la producción de sonidos en otro idioma.

Tartamudez

La tartamudez, también conocida como disfemia, es un trastorno del habla que se caracteriza por una interrupción en el flujo del habla que puede manifestarse como repeticiones de sonidos, sílabas o palabras, prolongación excesiva de sonidos, bloqueos o pausas frecuentes en la comunicación oral. La tartamudez puede ser un trastorno crónico y a menudo puede afectar la comunicación, las relaciones interpersonales y la autoestima.

La tartamudez puede comenzar en la infancia y continuar en la edad adulta. A menudo se considera un trastorno neurológico y puede estar relacionado con factores genéticos, neurológicos, psicológicos y ambientales. Los factores de riesgo incluyen antecedentes familiares de tartamudez, estrés emocional, ansiedad, problemas de desarrollo del lenguaje y reacciones adversas a ciertos medicamentos.

El tratamiento de la tartamudez puede incluir terapia del habla y del lenguaje, técnicas de relajación, modificación del comportamiento y terapia psicológica para ayudar a las personas a manejar el estrés y la ansiedad asociados con la tartamudez. Los enfoques terapéuticos se enfocan en mejorar la fluidez del habla, reducir la tensión muscular, disminuir la ansiedad y mejorar la confianza en la comunicación oral.

Es cierto que la tartamudez puede ser una parte normal del desarrollo del habla en algunos niños pequeños y que se espera que la mayoría de los niños superen la tartamudez en la edad preescolar sin necesidad de tratamiento. Según algunos estudios, alrededor del 5% de los niños en edad preescolar pueden presentar algún tipo de tartamudeo fisiológico.

Sin embargo, es importante destacar que no todos los casos de tartamudez son fisiológicos y que algunos pueden requerir tratamiento especializado. Si un niño tartamudea con frecuencia, se bloquea o tiene dificultades para hablar con fluidez, esto puede indicar que hay un problema más allá de la tartamudez fisiológica esperada en la edad preescolar.

Los protocolos de actuación en el tratamiento de la tartamudez en niños varían según el país y la institución, pero en general, se recomienda que los padres y cuidadores estén atentos a la tartamudez en los niños y busquen ayuda profesional si el problema persiste durante más de seis meses o si está afectando la calidad de vida del niño.

Los especialistas en terapia del habla y lenguaje pueden evaluar el tipo y la gravedad de la tartamudez del niño y recomendar el tratamiento adecuado, que puede incluir terapia del habla y lenguaje, terapia ocupacional o terapia conductual. En algunos casos, también se pueden utilizar medicamentos para tratar la tartamudez.

Disartria

La disartria es un trastorno del habla que afecta la capacidad de un niño para articular palabras y sonidos de manera clara y precisa. Es causada por daño o lesión en las áreas del cerebro que controlan el habla y los movimientos del tracto vocal.

En los niños, la disartria puede tener muchas causas, incluyendo lesiones cerebrales, parálisis cerebral, enfermedades neuromusculares, accidentes cerebrovasculares y otras afecciones médicas. Los síntomas de la disartria en niños pueden incluir habla lenta o arrastrada, dificultad para pronunciar ciertos sonidos o palabras, dificultad para controlar la intensidad o el tono de la voz y falta de coordinación en los movimientos del habla.

El tratamiento para la disartria en niños depende de la causa subyacente del trastorno. En algunos casos, se pueden utilizar técnicas de terapia del habla y lenguaje para ayudar a los niños a mejorar su capacidad para articular palabras y sonidos con mayor claridad. En otros casos, se pueden utilizar dispositivos de comunicación asistida, como computadoras o tabletas, para ayudar a los niños a comunicarse de manera más efectiva.

Es importante que los padres estén atentos a los signos de la disartria en los niños y busquen ayuda profesional si tienen preocupaciones sobre la capacidad de su hijo para hablar y comunicarse. Con el tratamiento adecuado, muchos niños pueden mejorar significativamente su capacidad para comunicarse y desarrollar habilidades del habla y el lenguaje.

Apraxia del habla

La apraxia del habla es un trastorno de la planificación y coordinación motora de los movimientos necesarios para hablar. En la apraxia del habla, la persona tiene dificultad para programar y planificar los movimientos precisos necesarios para producir los sonidos del habla. Esto puede llevar a dificultades para pronunciar palabras correctamente, repetir palabras o frases, o para hablar con fluidez. A menudo se asocia con lesiones cerebrales, incluidos accidentes cerebrovasculares, tumores cerebrales o traumatismos craneales.

La siguiente tabla nos muestra la diferencia entre la disartria y la apraxia del habla en niños:

Característica	Disartria	Apraxia del habla
Causa	Daño cerebral, enfermedad neuromuscular, afección del sistema nervioso central o periférico	Lesión cerebral, incluyendo accidente cerebrovascular, tumores cerebrales, traumatismos craneales
Tipo de trastorno	Trastorno motor del habla	Trastorno de la planificación y coordinación motora de los movimientos necesarios para hablar
Dificultad para pronunciar palabras	Puede haber dificultad para pronunciar palabras con claridad, voz nasal, habla lenta o arrastrada, tono muscular débil o falta de coordinación muscular	Puede haber dificultad para pronunciar palabras correctamente, repetir palabras o frases, o para hablar con fluidez
Problemas de coordinación muscular	Puede haber falta de coordinación muscular en la boca, la lengua, la garganta o los pulmones	Puede haber problemas para programar y planificar los movimientos precisos

Característica	Disartria	Apraxia del habla
		necesarios para producir los sonidos del habla
Edad de inicio	Puede estar presente desde el nacimiento o desarrollarse más tarde en la vida	Puede desarrollarse en la infancia temprana o media
Terapia del habla y lenguaje	Se puede tratar con terapia del habla y lenguaje para mejorar la articulación y la pronunciación	Se puede tratar con terapia del habla y lenguaje para mejorar la planificación y coordinación motora de los movimientos necesarios para hablar
Diagnóstico	Se diagnostica a través de la evaluación clínica y pruebas de diagnóstico, incluyendo exámenes neurológicos y de habla y lenguaje	Se diagnostica a través de la evaluación clínica y pruebas de diagnóstico, incluyendo exámenes neurológicos y de habla y lenguaje

Es importante señalar que esta tabla proporciona una visión general de las diferencias entre la disartria y la apraxia del habla en niños

Trastornos fonológicos

Los trastornos fonológicos en niños son un tipo de trastorno del habla que afecta la forma en que un niño produce y utiliza los sonidos del habla en su lenguaje. Estos trastornos se caracterizan por la dificultad para aprender y utilizar los patrones de sonidos que son esperados en su idioma. Los niños con trastornos fonológicos pueden tener dificultades para producir ciertos sonidos o grupos de sonidos, o pueden reemplazarlos por otros sonidos incorrectos.

Los trastornos fonológicos pueden manifestarse de diferentes maneras en diferentes niños, pero algunos de los síntomas comunes incluyen:

- Omisión de sonidos: El niño puede omitir ciertos sonidos en las palabras, como omitir la última sílaba de una palabra.
- Sustitución de sonidos: El niño puede sustituir ciertos sonidos en las palabras por otros sonidos incorrectos, como decir «tato» en lugar de «gato».
- Distorsión de sonidos: El niño puede producir ciertos sonidos de una manera inusual o incorrecta, como soplar aire mientras intenta pronunciar una consonante.

- Dificultad para seguir patrones de sonido: El niño puede tener dificultad para seguir los patrones de sonido en las palabras y puede tener dificultad para aprender nuevas palabras.

Los trastornos fonológicos pueden ser causados por una variedad de factores, como problemas de audición, problemas de desarrollo del habla y lenguaje, y trastornos neurológicos. El tratamiento de los trastornos fonológicos en niños puede incluir terapia del habla y lenguaje, que puede ayudar al niño a aprender a producir los sonidos del habla correctamente y mejorar su capacidad para comunicarse efectivamente con los demás.

La siguiente tabla muestra la diferencia entre los trastornos fonológicos y la dislalia en niños:

Característica	Trastornos fonológicos	Dislalia
Definición	Dificultad para aprender y utilizar los patrones de sonidos que son esperados en su idioma	Dificultad para pronunciar ciertos sonidos
Causa	Puede ser causado por problemas de desarrollo del habla y lenguaje, problemas de audición o trastornos neurológicos	Puede ser causado por problemas de audición, malformaciones orales, falta de coordinación muscular, entre otros
Tipo de trastorno	Trastorno del habla	Trastorno de la articulación
Dificultades en la pronunciación	El niño puede tener dificultades en la pronunciación de grupos de sonidos o palabras enteras, y puede reemplazar sonidos o pronunciarlos de manera incorrecta	El niño puede tener dificultad en la pronunciación de sonidos específicos, como la «r» o la «s», pero en general, puede pronunciar los otros sonidos correctamente
Edad de inicio	A menudo se diagnostica en la infancia temprana o media	Puede estar presente desde la infancia o puede desarrollarse más tarde en la vida
Terapia del habla y lenguaje	Se puede tratar con terapia del habla y lenguaje para mejorar la capacidad del niño para producir los sonidos del habla correctamente y aprender patrones de sonido	Se puede tratar con terapia del habla y lenguaje para mejorar la capacidad del niño para

Característica	Trastornos fonológicos	Dislalia
		pronunciar sonidos específicos
Diagnóstico	Se diagnostica a través de la evaluación clínica y pruebas de diagnóstico, incluyendo exámenes neurológicos y de habla y lenguaje	Se diagnostica a través de la evaluación clínica y pruebas de diagnóstico, incluyendo exámenes de audición y de habla y lenguaje

Trastornos del lenguaje receptivo en niños

El trastorno del lenguaje receptivo en niños se refiere a una dificultad en comprender y procesar el lenguaje hablado o escrito. Los niños con este trastorno tienen problemas para entender lo que se les dice o lo que leen. Pueden tener dificultades para seguir instrucciones simples, para identificar y nombrar objetos, para comprender preguntas, para seguir conversaciones, para entender palabras abstractas o para comprender la gramática y estructura del lenguaje.

Los síntomas del trastorno del lenguaje receptivo en niños pueden variar, pero algunos de los signos comunes incluyen:

- Dificultad para comprender el significado de las palabras
- Dificultad para seguir instrucciones verbales simples y complejas
- Dificultad para comprender preguntas
- Dificultad para seguir conversaciones
- Dificultad para identificar y nombrar objetos
- Dificultad para comprender palabras abstractas o conceptos complejos
- Dificultad para comprender la gramática y estructura del lenguaje

Las causas del trastorno del lenguaje receptivo en niños pueden variar, pero a menudo se deben a problemas en el desarrollo del cerebro o a lesiones cerebrales. Los niños con trastornos del espectro autista, el trastorno por déficit de atención e hiperactividad (TDAH), el síndrome de Down, la epilepsia y otros trastornos del desarrollo también pueden tener mayor riesgo de desarrollar trastornos del lenguaje receptivo.

Un ejemplo típico de un Trastorno del lenguaje receptivo en niños sería un niño que tiene dificultades para comprender el lenguaje hablado. Este niño puede tener problemas para entender las instrucciones o las preguntas que se le hacen, y puede tener dificultades para seguir una conversación o para participar en actividades en grupo que requieren comprensión del lenguaje.

Por ejemplo, si se le pide a un niño con un trastorno del lenguaje receptivo que recoja sus juguetes y los guarde en su caja, es posible que no comprenda la instrucción completa y solo recoja algunos de los juguetes. También puede tener dificultades para seguir las instrucciones de un juego o actividad grupal, lo que puede llevar a que se sienta frustrado o excluido.

Además, un niño con un trastorno del lenguaje receptivo puede tener dificultades para comprender el lenguaje escrito, como las instrucciones de una tarea o las preguntas de una prueba. Esto puede afectar su capacidad para leer con comprensión y para tener éxito en la escuela.

El tratamiento del trastorno del lenguaje receptivo en niños puede incluir terapia del habla y lenguaje, que se enfoca en mejorar la capacidad del niño para comprender el lenguaje hablado o escrito. La terapia puede involucrar actividades para mejorar la comprensión de palabras y frases, el uso de estrategias de comprensión, la identificación de imágenes y la comprensión de preguntas. Los padres y cuidadores también pueden ayudar en el tratamiento al involucrarse en actividades de terapia en el hogar y en la escuela, y proporcionando un ambiente de apoyo y comprensión.

Trastornos del lenguaje expresivo en niños

El trastorno del lenguaje expresivo en niños se refiere a una dificultad en la producción del habla y la comunicación. Los niños con este trastorno tienen problemas para expresarse verbalmente o por escrito, lo que puede afectar su capacidad para comunicarse con los demás de manera efectiva. Pueden tener dificultades para usar el lenguaje para expresar pensamientos, sentimientos e ideas, y para construir oraciones gramaticalmente correctas.

Los síntomas del trastorno del lenguaje expresivo en niños pueden variar, pero algunos de los signos comunes incluyen:

- Dificultad para producir palabras y oraciones completas
- Vocabulario limitado
- Dificultad para encontrar las palabras adecuadas
- Errores gramaticales frecuentes, como la omisión de palabras o el uso incorrecto de pronombres y verbos
- Dificultad para formular preguntas y respuestas adecuadas
- Dificultad para contar historias o describir eventos
- Dificultad para comprender y seguir las reglas del lenguaje

Las causas del trastorno del lenguaje expresivo en niños pueden variar, pero a menudo se deben a problemas en el desarrollo del cerebro o a lesiones cerebrales. Los niños con trastornos del espectro autista, el trastorno por déficit de atención e hiperactividad (TDAH), el síndrome de Down y otros trastornos del desarrollo también pueden tener mayor riesgo de desarrollar trastornos del lenguaje expresivo.

Un ejemplo típico de un trastorno del lenguaje expresivo en niños es un niño que tiene dificultades para expresar sus pensamientos y sentimientos a través del habla. Este niño puede tener dificultades para formar oraciones completas y gramaticalmente correctas, y para utilizar un vocabulario adecuado a su edad.

Por ejemplo, un niño con un trastorno del lenguaje expresivo puede tener dificultades para responder preguntas sencillas como «¿Cómo te llamas?» o «¿Cómo estás?». También puede tener problemas para contar una historia o describir un evento que haya sucedido recientemente.

Además, un niño con un trastorno del lenguaje expresivo puede tener dificultades para iniciar y mantener una conversación, y para participar en juegos y actividades sociales que requieren habilidades de comunicación. Esto puede afectar su capacidad para hacer amigos y para interactuar socialmente con sus compañeros.

El tratamiento del trastorno del lenguaje expresivo en niños puede incluir terapia del habla y lenguaje, que se enfoca en mejorar la capacidad del niño para producir el habla y la comunicación. La terapia puede involucrar actividades para mejorar la producción de palabras y oraciones completas, el uso del vocabulario, la corrección de errores gramaticales y la comprensión y uso de las reglas del lenguaje. Los padres y cuidadores también pueden ayudar en el tratamiento al involucrarse en actividades de terapia en el hogar y en la escuela, y proporcionando un ambiente de apoyo y comprensión.

Trastornos del lenguaje mixtos en niños

Los trastornos del lenguaje mixtos en niños son aquellos que combinan características de varios trastornos del habla y el lenguaje. En general, los trastornos del lenguaje mixtos pueden ser más difíciles de diagnosticar y tratar, ya que los síntomas pueden solaparse entre varios trastornos.

Por ejemplo, un niño con un trastorno mixto del lenguaje puede tener dificultades para pronunciar ciertos sonidos (trastorno fonológico) y también puede tener dificultades para formular oraciones completas (trastorno del lenguaje expresivo). Otro ejemplo podría ser un niño que presenta dificultades para comprender el lenguaje (trastorno del lenguaje receptivo) y también tiene dificultades para expresarse verbalmente (trastorno del lenguaje expresivo).

En general, los trastornos del lenguaje mixtos en niños pueden ser causados por una variedad de factores, incluyendo factores genéticos, ambientales y de desarrollo. También pueden estar asociados con otros trastornos del neurodesarrollo, como el trastorno del espectro autista, el trastorno por déficit de atención e hiperactividad (TDAH) o la discapacidad intelectual.

El tratamiento de los trastornos del lenguaje mixtos en niños puede incluir terapia del habla y del lenguaje, que se enfoca en mejorar la comunicación y el desarrollo del lenguaje del niño. La terapia puede incluir ejercicios específicos para mejorar la pronunciación de sonidos, la formulación de oraciones y la comprensión del lenguaje. También pueden ser necesarios otros tipos de apoyo, como adaptaciones en el entorno escolar o la remisión a otros profesionales de la salud, dependiendo de las necesidades del niño y de la gravedad de sus síntomas.

Trastorno Específico del Lenguaje (TEL)

El trastorno específico del lenguaje (TEL) es un trastorno del habla y del lenguaje que se caracteriza por dificultades persistentes en la adquisición y uso del lenguaje, que no pueden ser explicadas por otros trastornos, como la discapacidad intelectual, el trastorno del espectro autista, el TDAH, la deficiencia sensorial o una enfermedad neurológica.

En el TEL, el niño presenta dificultades en el aprendizaje y uso del lenguaje oral y/o escrito, lo que afecta su capacidad para comunicarse efectivamente en diferentes contextos. Las dificultades en el TEL pueden incluir dificultades para entender y utilizar el vocabulario, para formular oraciones gramaticalmente correctas, para comprender y utilizar el lenguaje social y para entender el significado de las palabras y las frases en diferentes contextos.

El TEL se considera una entidad clínica específica porque es un trastorno del habla y del lenguaje que se caracteriza por un patrón específico de síntomas y no puede ser explicado por otros trastornos o discapacidades. Los niños con TEL pueden tener dificultades en el aprendizaje y el rendimiento académico, así como dificultades sociales y emocionales, ya que la capacidad de comunicarse efectivamente es esencial para la interacción social y el desarrollo emocional.

Los TEL incluyen trastornos como la disfasia, la dislexia y la disgrafía.

Cada uno de estos trastornos presenta una dificultad específica en la adquisición y/o uso del lenguaje, y pueden afectar la comprensión, la expresión o la producción de este.

La disfasia es un TEL que afecta la comprensión y el uso del lenguaje hablado o escrito, y es causada por un problema en el desarrollo del cerebro. La disfasia puede manifestarse de diferentes maneras y puede afectar la producción de sonidos y palabras, la gramática y el vocabulario, y la comprensión del lenguaje.

La disfasia puede ser causada por una lesión cerebral, una enfermedad neurológica o un trastorno del desarrollo del cerebro. Los síntomas pueden variar en severidad y en la forma en que afectan al lenguaje, pero comúnmente incluyen dificultades para encontrar las palabras adecuadas, construir frases complejas, comprender las instrucciones, mantener una conversación y seguir el ritmo de una discusión.

La dislexia es un trastorno específico del aprendizaje que se caracteriza por dificultades en la lectura y la escritura, que no están relacionadas con un bajo coeficiente intelectual, falta de escolaridad, problemas de visión o audición, o falta de oportunidades educativas.

La disgrafía es un trastorno del aprendizaje que afecta la escritura y la expresión escrita, que no está relacionado con la inteligencia, la visión, la motricidad fina, la atención o la educación. Las personas con disgrafía pueden tener dificultades para escribir de manera legible, para organizar sus ideas en la escritura, o para expresarse por escrito de manera coherente y cohesiva.

Descripción del cambio del TEL al TDL

El Trastorno Específico del Lenguaje (TEL) es un trastorno del neurodesarrollo que afecta aproximadamente a un 7% de la población y que compromete a la expresión y/o comprensión del lenguaje oral.

Sin embargo, es un trastorno muy desconocido para la población general. Uno de los factores que lo explican es la gran dispersión terminológica que diferentes profesionales y manuales de diagnóstico han utilizado para designarlo.

Ante el gran desconocimiento del trastorno y la confusión generada a nivel profesional respecto a la nomenclatura y los criterios diagnósticos Bishop et al. (2016, 2017) llevaron a cabo dos estudios a través del método Delphi en el que participaron diferentes investigadores, profesionales del TEL, así como personas de asociaciones de familiares del ámbito angloparlante (consorcio CATALISE).

Las principales conclusiones fueron la apuesta por el cambio terminológico hacia el Trastorno del Desarrollo del Lenguaje (TDL) así como unos criterios de diagnósticos que enfatizan en las dificultades funcionales que genera el trastorno y en su pronóstico.

Se decidió recientemente excluir el término TEL del DSM-5 por ser una etiqueta conveniente para los investigadores, pero sin conseguir su entendimiento adecuado frente a los profesionales.

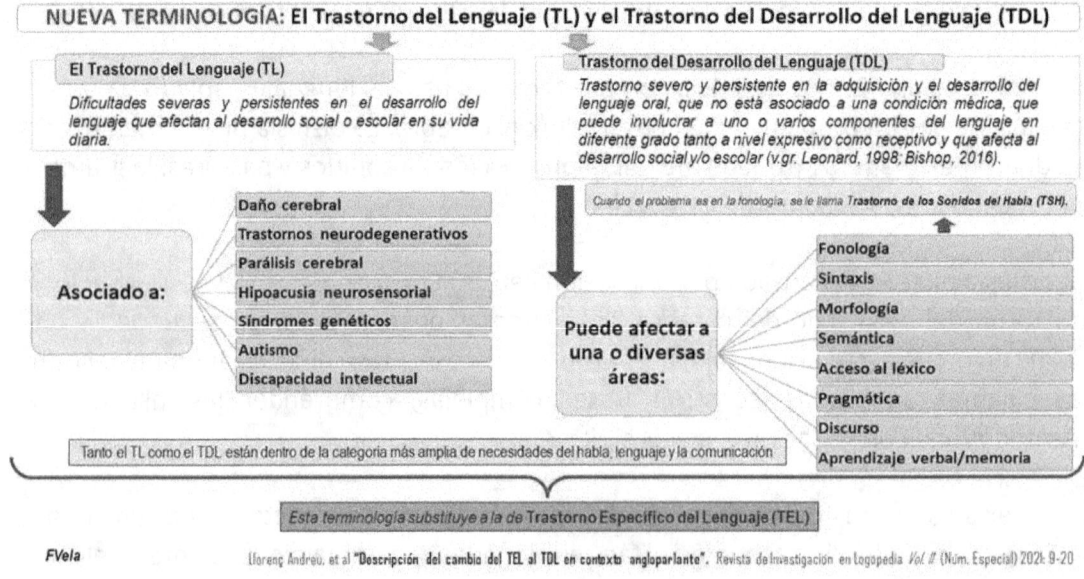

¿Por qué los varones tienen más trastornos de lenguaje?

Hay varias razones por las cuales los varones pueden tener más trastornos del lenguaje que las mujeres. Una de las principales razones es que los varones tienen una mayor incidencia de trastornos del desarrollo neurológico, como el trastorno del espectro autista y el síndrome de X frágil, que a menudo se asocian con trastornos del habla y el lenguaje.

Además, los varones pueden estar más expuestos a factores de riesgo que se han relacionado con los trastornos del habla y el lenguaje, como las complicaciones en el parto, el bajo peso al nacer, la exposición a sustancias tóxicas y el estrés prenatal.

También se ha sugerido que los varones pueden ser más propensos a la hiperactividad y la impulsividad, lo que puede afectar su capacidad para aprender y practicar habilidades del lenguaje de manera efectiva.

Es importante tener en cuenta que estos factores no son determinantes y que cualquier niño, independientemente de su género, puede desarrollar un trastorno del habla y el lenguaje. Además, la detección temprana y el tratamiento adecuado pueden ayudar a los niños a superar estos desafíos y alcanzar su máximo potencial en el desarrollo del lenguaje y la comunicación.

¿Cuándo tengo un niño de 6 años que no verbaliza bien y le cuesta conseguir el verbo para describir una acción, que trastorno tiene?

La dificultad del niño de 6 años para verbalizar bien y encontrar el verbo adecuado para describir una acción puede ser un signo de un trastorno del lenguaje expresivo o un trastorno fonológico. Estos trastornos pueden afectar la producción del habla y la comunicación en los niños.

Puntos clave que pueden ayudar a diferenciar un trastorno del lenguaje expresivo de un trastorno fonológico en niños:

Diferencias	Trastorno Fonológico	Trastorno del Lenguaje Expresivo
Dificultades	Dificultades en la producción de sonidos.	Dificultades en la producción de palabras, frases y oraciones completas.
Pronunciación	Dificultades para pronunciar ciertos sonidos o para utilizar sonidos adecuados para las palabras.	Dificultades para formular oraciones completas o encontrar las palabras adecuadas para expresarse.
Comunicación	Dificultades para comunicarse efectivamente debido a la falta de claridad en el habla.	Dificultades para comunicarse efectivamente debido a la falta de capacidad para expresarse verbalmente o por escrito.

Diferencias	Trastorno Fonológico	Trastorno del Lenguaje Expresivo
Comprensión	La comprensión del lenguaje puede ser normal.	Puede haber dificultades para comprender el lenguaje.
Causa	Puede ser causado por dificultades en la producción de sonidos.	Puede ser causado por dificultades en el procesamiento del lenguaje y la comunicación.

Es importante tener en cuenta que algunos niños pueden presentar síntomas que solapan entre estos dos trastornos del habla y el lenguaje.

¿Qué debo tener en cuenta en un niño que sospecho de TDAH con relación al lenguaje?

Cuando se sospecha que un niño puede tener Trastorno por Déficit de Atención e Hiperactividad (TDAH), es importante evaluar su lenguaje y comunicación para determinar si hay algún tipo de problema adicional en esta área. Algunas consideraciones importantes a tener en cuenta incluyen:

Consideración	Descripción
Retrasos en el habla	Los niños con TDAH pueden tener un mayor riesgo de retrasos en el habla y el lenguaje en comparación con sus pares sin TDAH.
Dificultades en la comprensión y expresión del lenguaje	Los niños con TDAH pueden tener dificultades para comprender y utilizar el lenguaje de manera efectiva. Pueden tener dificultades para seguir instrucciones, mantener la atención durante las conversaciones y expresarse de manera clara y organizada.
Problemas de atención	Los niños con TDAH pueden tener dificultades para prestar atención a las conversaciones, lo que puede afectar su capacidad para seguir y participar en las conversaciones y comprender el lenguaje hablado.
Problemas de memoria	Los niños con TDAH pueden tener dificultades para retener y recuperar información, lo que puede afectar su capacidad para seguir instrucciones y participar en conversaciones complejas.
Problemas de comunicación social	Los niños con TDAH pueden tener dificultades para entender las normas sociales y emocionales asociadas con la comunicación y pueden tener dificultades para

Consideración	Descripción
	participar en conversaciones y establecer relaciones interpersonales saludables.

Es importante tener en cuenta que no todos los niños con TDAH experimentan problemas en el área del lenguaje y la comunicación, y que cada niño es único en su desarrollo.

¿Qué problemas de lenguaje tengo que detectar en un niño autista?

Los niños con autismo pueden presentar una variedad de problemas de lenguaje y comunicación. Algunos de los problemas de lenguaje que se deben detectar en un niño autista son:

1. Retraso o ausencia del habla: Los niños autistas pueden tardar más en comenzar a hablar y algunos nunca llegan a hablar.
2. Ecolalia: Los niños autistas pueden repetir palabras o frases que han escuchado sin entender su significado.
3. Problemas de pragmática: Los niños autistas pueden tener dificultades para comprender y utilizar el lenguaje de manera efectiva en situaciones sociales. Pueden tener dificultades para iniciar o mantener una conversación, responder apropiadamente a preguntas, o tomar turnos en la conversación.
4. Problemas de comprensión: Los niños autistas pueden tener dificultades para comprender el lenguaje hablado y escrito, incluyendo instrucciones y preguntas complejas.
5. Problemas de prosodia: Los niños autistas pueden tener dificultades para utilizar la entonación y la inflexión adecuadas al hablar, lo que puede hacer que su habla suene monótona o inapropiada.
6. Uso repetitivo del lenguaje: Los niños autistas pueden usar patrones de lenguaje repetitivos o estereotipados, como repetir el mismo tipo de pregunta o hacer comentarios sobre un tema específico.
7. Problemas de comunicación no verbal: Los niños autistas pueden tener dificultades para comprender y utilizar las señales no verbales del lenguaje, como expresiones faciales y gestos.

Es importante tener en cuenta que no todos los niños autistas tienen los mismos problemas de lenguaje y comunicación, y que algunos pueden tener habilidades lingüísticas excepcionales en áreas específicas.

¿Cómo se realiza un diagnóstico de una trastorno de lenguaje en niños?

El diagnóstico de un trastorno del lenguaje en niños suele requerir una evaluación exhaustiva y multidisciplinaria realizada por un equipo de profesionales, como un logopeda, un psicólogo y un médico especialista en neurodesarrollo. Algunas de las pruebas específicas que se pueden utilizar en esta evaluación incluyen:

1. **Evaluación del desarrollo del lenguaje:** Esta evaluación tiene como objetivo determinar si el niño está adquiriendo el lenguaje de manera apropiada en comparación con otros niños de su misma edad. Se pueden utilizar diversas pruebas para evaluar la comprensión del lenguaje, la expresión verbal, la fluidez, el vocabulario y la gramática.
2. **Evaluación del rendimiento lingüístico:** Esta evaluación tiene como objetivo evaluar la capacidad del niño para utilizar el lenguaje de manera apropiada en diferentes contextos. Se pueden utilizar diversas pruebas para evaluar la comprensión del lenguaje, la producción de frases y la utilización de estructuras gramaticales.
3. **Evaluación de la articulación:** Esta evaluación tiene como objetivo evaluar la capacidad del niño para producir sonidos y palabras correctamente. Se pueden utilizar diversas pruebas para evaluar la pronunciación y la articulación de los sonidos del lenguaje.
4. **Pruebas de inteligencia:** Estas pruebas tienen como objetivo evaluar el nivel de inteligencia del niño en relación con su edad y otros aspectos de su desarrollo cognitivo. Se pueden utilizar diversas pruebas para evaluar la capacidad verbal, la capacidad de razonamiento abstracto, la memoria y la capacidad de solución de problemas.
5. **Pruebas de evaluación neurológica:** Estas pruebas tienen como objetivo evaluar el funcionamiento del sistema nervioso central del niño, incluyendo el cerebro, la médula espinal y los nervios. Se pueden utilizar diversas pruebas para evaluar el equilibrio, la coordinación motora, los reflejos, la fuerza muscular y la sensibilidad.
6. **Evaluación del comportamiento y la emocionalidad:** Esta evaluación tiene como objetivo evaluar el comportamiento y la emocionalidad del niño, incluyendo la capacidad de atención, el control de impulsos y la regulación emocional. Se pueden utilizar diversas pruebas para evaluar la atención, la hiperactividad, la impulsividad y la conducta desafiante.

El uso de estas pruebas puede variar según la evaluación de cada caso en particular. Además, es importante que se realicen en un ambiente amigable y de confianza, en el que el niño se sienta cómodo y seguro para poder obtener los resultados más precisos y útiles posibles.

Evaluación del desarrollo del lenguaje

Para describir la evaluación del desarrollo del lenguaje en un informe, es importante incluir los siguientes aspectos:

1. Antecedentes del paciente: Se debe incluir información relevante sobre el niño o la niña, como su edad, antecedentes médicos y familiares, así como cualquier información relevante sobre su desarrollo y crecimiento.
2. Métodos de evaluación: Se debe describir detalladamente los métodos utilizados para evaluar el desarrollo del lenguaje, incluyendo los instrumentos de evaluación, las tareas realizadas y las pruebas administradas.
3. Resultados de la evaluación: Se deben incluir los resultados de las pruebas de evaluación, como la puntuación obtenida y la interpretación de los resultados.

También se deben describir las habilidades lingüísticas que el niño o la niña demostró durante la evaluación.

Existen varios métodos de evaluación del desarrollo del lenguaje en niños, algunos de los más comunes son:

1. **Observación:** Consiste en observar al niño mientras interactúa con su entorno y con otras personas, para evaluar su capacidad para comprender y producir lenguaje. Esta evaluación puede realizarse en distintos entornos, como el hogar, la escuela o una clínica.
2. **Entrevistas:** Se trata de una conversación estructurada entre el evaluador y los padres o cuidadores del niño, para recabar información acerca del desarrollo del lenguaje del niño en distintos ámbitos, como su vocabulario, su gramática y su capacidad para comunicarse con los demás.
3. **Pruebas estandarizadas:** Son pruebas diseñadas para evaluar el desarrollo del lenguaje de manera sistemática y estandarizada. Estas pruebas se componen de una serie de preguntas y tareas que evalúan distintos aspectos del lenguaje, como la comprensión, la producción y el vocabulario.
4. **Evaluaciones instrumentales:** Incluyen técnicas como la electroencefalografía (EEG), la resonancia magnética funcional (fMRI) y otros procedimientos para evaluar el procesamiento del lenguaje a nivel cerebral. Estas evaluaciones son menos comunes y suelen utilizarse en casos más complejos o en investigaciones.

Existen varias pruebas estandarizadas para evaluar el desarrollo del lenguaje en niños, algunas de las más comunes son:

1. **Test de Vocabulario en Imágenes Peabody (PPVT-4):** Esta prueba evalúa el vocabulario receptivo en niños y es adecuada para niños de 2 años en adelante.
2. **Test de Articulación de Goldman-Fristoe (GFTA-3):** Esta prueba evalúa la articulación y la pronunciación de los sonidos del habla y es adecuada para niños de 2 años y medio a 6 años y 11 meses.
3. **Test de Lenguaje Expressivo y Receptivo (EVT-2):** Esta prueba evalúa el vocabulario y las habilidades gramaticales tanto expresivas como receptivas y es adecuada para niños de 2 años y medio a 7 años y 11 meses.
4. **Escala de Desarrollo Psicomotor de Brunet-Lezine:** Esta prueba evalúa el desarrollo psicomotor, incluyendo el lenguaje, en niños de 0 a 30 meses.
5. **Test de Evaluación de la Comprensión Gramatical (TROG-2):** Esta prueba evalúa la comprensión de la gramática y la sintaxis en niños y es adecuada para niños de 4 a 16 años.

Evaluación del rendimiento lingüístico

1. **Evaluación del lenguaje receptivo:** se debe describir la capacidad del niño para entender el lenguaje hablado, incluyendo su comprensión de palabras individuales, frases y oraciones completas. Se pueden incluir detalles sobre las pruebas utilizadas para evaluar esta habilidad, como, por ejemplo, el Test de Vocabulario en Imágenes Peabody (PPVT) o la Prueba de Comprensión Auditiva de Palabras (PPA).

2. **Evaluación del lenguaje expresivo:** se debe describir la capacidad del niño para producir y utilizar el lenguaje hablado de manera efectiva, incluyendo su uso de palabras individuales, frases y oraciones completas. Se pueden incluir detalles sobre las pruebas utilizadas para evaluar esta habilidad, como, por ejemplo, el Test de Lenguaje de Peabody (PLS) o la Escala de Desarrollo del Lenguaje Reynell (RDLS).

3. **Evaluación del vocabulario:** se debe describir la capacidad del niño para utilizar y comprender un amplio rango de palabras, incluyendo su uso de palabras simples y complejas, así como su comprensión de palabras abstractas y con múltiples significados. Se pueden incluir detalles sobre las pruebas utilizadas para evaluar esta habilidad, como, por ejemplo, el Test de Vocabulario en Imágenes Peabody (PPVT) o la Evaluación del Vocabulario de la Infancia Temprana (CELF-P).

4. **Evaluación de la pragmática:** se debe describir la capacidad del niño para utilizar el lenguaje de manera efectiva en diferentes contextos sociales, incluyendo su capacidad para iniciar y mantener una conversación, responder adecuadamente a preguntas, comprender y utilizar las normas sociales del lenguaje, y adaptarse a diferentes situaciones comunicativas. Se pueden incluir detalles sobre las pruebas utilizadas para evaluar esta habilidad, como por ejemplo, el Perfil de Habilidades Pragmáticas (PSP) o el Test de Pragmática del Lenguaje (TOPL-2).

Evaluación de la articulación

El logopeda o especialista en lenguaje puede realizar una evaluación de la articulación a través de diferentes procedimientos, que pueden incluir:

1. **Evaluación auditiva:** el especialista escucha al niño hablar para detectar los errores de pronunciación.

2. **Evaluación de la discriminación auditiva:** el especialista le da al niño pares de palabras que difieren en un solo sonido y le pide que las identifique.

3. **Evaluación del desarrollo fonológico:** el especialista observa si el niño puede producir correctamente los sonidos individuales y los patrones de sonidos de su lengua materna.

4. **Evaluación de la producción de sonidos:** el especialista le pide al niño que produzca una lista de sonidos específicos o palabras.

5. **Evaluación de la inteligibilidad:** el especialista evalúa la capacidad de otras personas para entender al niño al hablar.

Evaluación del comportamiento y la emocionalidad en niños

La evaluación del comportamiento y la emocionalidad en niños es un proceso complejo que implica la recopilación de información de diversas fuentes, incluyendo a los padres, cuidadores, maestros y, en algunos casos, al propio niño. A continuación, se describen algunos de los procedimientos y herramientas utilizados en la evaluación del comportamiento y la emocionalidad en niños:

1. **Entrevistas clínicas:** se utilizan entrevistas estructuradas o semiestructuradas con padres, cuidadores y maestros para recopilar información sobre el comportamiento del niño en diferentes contextos, como en casa y en la escuela.

2. **Observación:** se observa al niño en diferentes situaciones, como en la escuela, en el hogar y durante actividades sociales, para evaluar su comportamiento y su capacidad para interactuar con los demás.
3. **Cuestionarios:** se pueden utilizar cuestionarios estandarizados para evaluar el comportamiento y la emocionalidad del niño. Estos cuestionarios son completados por los padres, cuidadores o maestros y pueden proporcionar información sobre el comportamiento del niño en diferentes contextos.
4. **Pruebas psicológicas:** se pueden utilizar pruebas psicológicas para evaluar el desarrollo cognitivo y emocional del niño, así como su capacidad para regular sus emociones y comportamiento.
5. **Evaluación médica:** se pueden realizar exámenes médicos y neurológicos para evaluar si el comportamiento del niño está relacionado con algún problema médico o neurológico.
6. **Evaluación de la capacidad comunicativa:** se evalúa la capacidad del niño para comunicarse y su comprensión del lenguaje a través de pruebas específicas del lenguaje.

Es importante tener en cuenta que la evaluación del comportamiento y la emocionalidad en niños debe ser realizada por profesionales capacitados y que la información obtenida de diferentes fuentes debe ser analizada cuidadosamente para determinar si el niño necesita intervención o tratamiento específico.

Existen diversos cuestionarios estandarizados para evaluar el comportamiento y la emocionalidad en niños. Algunos de los más utilizados son:

1. **Escala de Comportamiento Infantil (CBCL):** es un cuestionario que evalúa el comportamiento y la emocionalidad en niños de 1 1/2 a 5 años y de 6 a 18 años. Se completa por los padres y mide problemas de comportamiento, emocionales y sociales.
2. **Escala de Evaluación de la Conducta Infantil (Conners):** es una prueba que evalúa el comportamiento en niños de 6 a 18 años. Incluye tres versiones: padres, profesores y autoinforme.
3. **Escala de Evaluación de la Ansiedad en Niños y Adolescentes (SCARED):** es una prueba que evalúa la ansiedad en niños y adolescentes de 8 a 18 años. Incluye cinco subescalas: ansiedad de separación, fobia social, ansiedad generalizada, fobia específica y trastorno obsesivo-compulsivo.
4. **Escala de Depresión Infantil de Kovacs (CDI):** es un cuestionario que evalúa la depresión en niños y adolescentes de 7 a 17 años. Incluye tres versiones: padres, profesores y autoinforme.
5. **Escala de Evaluación de la Agresión en Niños (CAPA):** es un cuestionario que evalúa la agresión en niños de 6 a 12 años. Se completa por los padres y evalúa la agresión física y verbal, la ira y la hostilidad.

¿Cuándo un niño requiere de una terapia de lenguaje?

Existen infinidad de variantes respecto a los problemas que puede presentar un niño en el área del lenguaje. Podemos encontrar desde lo más sencillo, como sería un niño que no articula correctamente el fonema /r/, hasta algo más complejo, como sería un pequeño que presenta problemas en la decodificación lingüística, es decir, que no comprende el mensaje hablado.

La terapia requerirá de ciertas variantes dependiendo del caso del niño, y por lo general, el terapeuta se basará en las características de cada individuo. La frecuencia en la que se deba recibir las sesiones de terapia dependerá, así mismo, del problema a tratar. Por lo general, se requieren de dos sesiones a la semana; sin embargo, habrá casos en que necesite de más sesiones y otros en los que, de acuerdo con el avance obtenido después de cierto tiempo de terapia, la frecuencia disminuya a una sesión por semana. El tiempo en el que el pequeño acudirá al tratamiento es difícil de pronosticar en principio, ya que éste depende no solamente de la severidad del problema, sino de las características propias de cada individuo y sus capacidades de recuperación.

Para un niño que presenta dificultades orofaciales, probablemente se le manden ejercicios de labios, lengua y soplo; pero para un niño disfémico (tartamudo), se trabajarán ejercicios de coordinación neumofónica (ejercicios para coordinar la respiración y el habla), estrategias para mejorar su fluidez y en conjunto se recomendará una terapia psicológica. En el caso de un niño sordo, lo ideal es que se le enseñe a hablar y leer los labios, lo cual requiere de una metodología específica. Sin embargo, el método a utilizar podría variar de acuerdo con las características del niño y su entorno.

La terapia se realiza casi siempre por medio de juegos o cuentos y toma en cuenta los intereses de los niños y sus propias experiencias.

Conclusión

Algunas de las conclusiones que podemos destacar son:

1. Los trastornos del lenguaje en niños pueden ser de diferentes tipos y presentar diferentes síntomas, lo que puede dificultar su diagnóstico.
2. La evaluación del desarrollo del lenguaje en niños es esencial para identificar posibles problemas y establecer un plan de intervención temprana.
3. Existen diferentes métodos y pruebas estandarizadas para evaluar el desarrollo del lenguaje en niños, que deben ser aplicados por un profesional especializado en el área.
4. La intervención temprana en niños con trastornos del lenguaje es fundamental para mejorar su pronóstico y prevenir posibles complicaciones a largo plazo.
5. Además del lenguaje, es importante evaluar otros aspectos del desarrollo del niño, como su comportamiento y emocionalidad, ya que estos también pueden estar relacionados con los trastornos del lenguaje.
6. La intervención en el ámbito familiar y escolar es esencial para mejorar la calidad de vida de los niños con trastornos del lenguaje, ya que pueden necesitar apoyo adicional en su entorno cotidiano.

Es importante tener en cuenta que cada niño es único y puede presentar diferentes necesidades y requerimientos de intervención, por lo que es fundamental un enfoque individualizado y multidisciplinario para abordar los trastornos del lenguaje en niños de manera efectiva.

Bibliografía

1. Susanibar Chávez. (2016). *Trastornos del habla : de los fundamentos a la evaluación / Franklin Susanibar ... [y otros 6]* (4ª edición). EOS.
2. Sala Torrent M. Trastornos del lenguaje oral y escrito. En: AEPap (ed.). Congreso de Actualización Pediatría 2020. Madrid: Lúa Ediciones 3.0; 2020. p. 251-264.
3. American Speech-Language-Hearing Association. Late language emergence. [Fecha de acceso 1 oct 2019]. Disponible en www.asha.org/Practice-Portal/Clinical-Topics/Late-Language-Emergence/
4. Alonso, G. A. (2004). Trastorno Específico del Lenguaje: Retraso de lenguaje y disfasia. Aljibe.
5. Perelló Jorge, Vergé Jorge Ponces, & Llauradó Luis Tresserra. (2005). Trastornos del Habla. Masson.
6. Rosa Bermúdez de Alvear. (2003) Exploración clínica de los trastornos de la voz, el habla y la audición: pautas y protocolos asistenciales. Archidona (Málaga) Aljibe, 2003
7. Alonso, Gerardo Aguado. "El desarrollo del lenguaje de 0 a 3 años: bases para un diseño curricular en la Educación Infantil." (1995).
8. Pascual, Belén et al. "Acquisition of mental state language in Spanish children: a longitudinal study of the relationship between the production of mental verbs and linguistic development." *Developmental science* 11 4 (2008): 454-66 .
9. Bishop DVM, Snowling MJ, Thompson PA, Greenhalgh T, CATALISE consortium (2016) CATALISE: A Multinational and Multidisciplinary Delphi Consensus Study. Identifying Language Impairments in Children. PLoS ONE 11(7): e0158753. doi:10.1371/journal.pone.0158753
10. Bishop DVM, Snowling MJ. Phase 2 of CATALISE: a multinational and multidisciplinary Delphi consensus study of problems with language development: Terminology Journal of Child Psychology and Psychiatry 58:10 (2017), pp 1068–108. doi:10.1111/jcpp.12721

Disfonía

La disfonía en niños se refiere a un trastorno en la voz, que puede manifestarse como una voz ronca, áspera, tensa o débil. Puede afectar la calidad de la voz y dificultar la comunicación.

Existen diversas causas que pueden provocar disfonía en niños, algunas de las cuales son:
- Inflamación de las cuerdas vocales debido a una infección respiratoria.
- Uso excesivo o abuso de la voz.
- Alergias o irritantes ambientales.
- Problemas de crecimiento o malformaciones de las cuerdas vocales.
- Reflujo gastroesofágico.

El tratamiento de la disfonía en niños dependerá de la causa subyacente. En algunos casos, puede ser necesario un tratamiento médico, como la administración de antibióticos en caso de una infección respiratoria. En otros casos, puede ser necesario un abordaje multidisciplinario que incluya terapia de voz, terapia del habla y lenguaje, y/o el trabajo de un otorrinolaringólogo para evaluar las cuerdas vocales.

Vale la pena destacar algo de anatomía, el espacio de Reinke es una capa gelatinosa situada en la superficie de las cuerdas vocales, debajo del epitelio. Cuando esta capa se inflama o se ve comprometida, puede provocar una disfonía conocida como edema de Reinke o edema laríngeo.

El edema de Reinke puede ser causado por diversos factores, como el tabaquismo, la exposición a irritantes ambientales, el abuso vocal, el reflujo gastroesofágico, la enfermedad pulmonar y el envejecimiento. Los síntomas de esta disfonía pueden incluir una voz ronca, grave o áspera, así como una disminución en la calidad y la intensidad de la voz.

El tratamiento para el edema de Reinke dependerá de la causa subyacente. Si la causa es el tabaquismo o la exposición a irritantes ambientales, es importante eliminar o reducir la exposición a estos factores. En algunos casos, puede ser necesaria una terapia de voz para enseñar al paciente cómo utilizar la voz de manera más eficiente y reducir el abuso vocal.

En casos graves de edema de Reinke, puede ser necesario realizar una cirugía para eliminar la capa gelatinosa inflamada y mejorar la calidad de la voz.

Diagnóstico diferencial de los problemas de voz en el niño según la edad:

Edad	Causas posibles de disfonía
0–6 meses	Traumáticas: intubación; Iatrogénicas: cirugías; Neurogénicas: neuropatías centrales o periféricas; Tumorales: hemangiomas, quistes; Congénitas: membranas, hendiduras
6 meses-5 años	Traumáticas: cuerpos extraños, intubación; Infecciosas: infecciones respiratorias; Tumorales: papilomas; Conductuales: nódulos vocales
5–13 años	Conductuales: nódulos vocales; Infecciosas: infecciones respiratorias; Inflamatorias: alergia, reflujo gastroesofágico
13–18 años	Conductuales - Varón: mutación de la voz; Mujer: nódulos; Psicógenas: afonías; Infecciosas: infecciones respiratorias; Inflamatorias: alergia, reflujo gastroesofágico

En los recién nacidos, el llanto anormal con o sin estridor puede ser causado por varias afecciones. Algunas de estas afecciones incluyen anomalías congénitas en la laringe, como membranas glóticas anteriores, hendiduras laríngeas anteriores o posteriores, y anomalías congénitas asociadas con síndromes genéticos como el "maullido de gato" o las proteinosis lipídicas. Además, las lesiones neurológicas pueden causar parálisis de la cuerda vocal, que suele tener un origen central cuando es bilateral y puede poner en riesgo la vía respiratoria, como en el caso de las malformaciones de Chiari, mielomeningoceles o hidrocefalia. Las parálisis unilaterales suelen ser periféricas y pueden estar relacionadas con enfermedades cardíacas, traumatismos durante el parto con fórceps o traumatismos quirúrgicos. Además, las cirugías torácicas, como el ductus, la transposición de vasos y las fístulas traqueoesofágicas, pueden lesionar el nervio vago o el nervio laríngeo recurrente. Por último, la intubación puede provocar la formación de granulomas, estenosis laríngeas o dislocaciones de las aritenoides.

En niños de 6 meses a 5 años, las infecciones respiratorias son una causa común de disfonía, que se manifiesta con ronqueras de corta duración. Sin embargo, una disfonía aguda, especialmente si se acompaña de tos o estridor, debe ser investigada para descartar la posibilidad de la aspiración de un cuerpo extraño. Además, la papilomatosis laríngea y los nódulos vocales también pueden aparecer en esta edad.

En niños de 5 a 13 años, los nódulos vocales son la causa más común de disfonía, aunque también pueden presentar laringitis infecciosas o inflamatorias. El reflujo gastrofaringolaríngeo es una causa frecuente de disfonía en esta edad, que puede causar otras enfermedades de la vía aerodigestiva superior. El tratamiento de esta condición puede mejorar significativamente los síntomas.

En la adolescencia, las alteraciones del comportamiento y los trastornos psicológicos, así como los nódulos vocales, son las causas más comunes de disfonía.

Clasificación de las disfonías infantiles según su origen

Tipo de enfermedad	Enfermedad laríngea	Descripción/Características
Enfermedad congénita	Membranas laríngeas	Tejido anormal que bloquea la vía aérea superior en recién nacidos
	Quiste epidermoide	Quiste benigno que se origina en las células epiteliales
	Sulcus vocalis, estría vocal, puente mucoso	Depresiones anormales en las cuerdas vocales que pueden afectar la voz
	Quiste congénito supraglótico	Quiste benigno en la región supraglótica del tracto respiratorio
	Hemangioma subglótico	Tumor vascular benigno en la región subglótica
	Enfermedad del maullido de gato	Síndrome congénito que se caracteriza por un llanto agudo similar al maullido de un gato
	Alteraciones dinámicas (laringomalacia, parálisis laríngea congénita)	Debilidad del tejido laríngeo o parálisis en recién nacidos

Tipo de enfermedad	Enfermedad laríngea	Descripción/Características
Enfermedad adquirida	Disfonías funcionales, nódulos vocales	Alteraciones en la voz causadas por el uso incorrecto de las cuerdas vocales; nódulos son lesiones benignas
	Parálisis laríngeas adquiridas	Pérdida de movimiento de las cuerdas vocales debido a lesión del nervio o músculo
	Laringitis agudas	Inflamación aguda de la laringe, a menudo causada por infecciones
	Laringitis por RGE	Inflamación de la laringe causada por reflujo gastroesofágico
	Traumatismos laríngeos por iatrogenia y postintubación	Lesiones causadas por procedimientos médicos o intubación, como edema, granulomas, estenosis subglóticas, etc.

La disfonía como síntoma

Causas Reumáticas

La disfonía es un síntoma que puede ser causado por diversas afecciones, incluyendo algunas enfermedades reumáticas. Aunque es menos común en niños, algunas enfermedades reumáticas que pueden causar disfonía incluyen:

1. Artritis reumatoide: La artritis reumatoide es una enfermedad inflamatoria crónica que afecta las articulaciones. En algunos casos, la inflamación también puede afectar a los músculos y las estructuras de la garganta, incluyendo las cuerdas vocales, lo que puede causar disfonía.
2. Lupus eritematoso sistémico: El lupus eritematoso sistémico es una enfermedad autoinmunitaria que puede afectar a múltiples órganos y sistemas, incluyendo la laringe y las cuerdas vocales. La inflamación crónica puede causar disfonía y otros síntomas relacionados con la voz.
3. Esclerodermia: La esclerodermia es una enfermedad autoinmunitaria que afecta el tejido conectivo. En algunos casos, la inflamación crónica puede afectar a las cuerdas vocales, lo que puede causar disfonía.

Causas endocrinas

El hipotiroidismo puede afectar la calidad de la voz de varias maneras. En algunos casos, puede causar una voz ronca y áspera. También puede afectar la capacidad del paciente para hablar a un volumen normal, lo que puede dificultar la comunicación en situaciones sociales o profesionales. Además, puede causar fatiga y debilidad muscular, lo que puede afectar la capacidad del paciente para controlar la voz y producir una voz clara.

Condición Hormonal	Características de la voz	Tratamiento
Hipotiroidismo	Voz gruesa, áspera, transpirable y de tono bajo debido al mixedema de las cuerdas vocales	Reemplazo hormonal adecuado y terapia de voz
Medicamentos anticonceptivos orales, terapia hormonal con andrógenos y aumento de la actividad de andrógenos endógenos	Voz gruesa, aguda, áspera o transpirable	Alteración de la terapia, tratamiento de la anormalidad subyacente y terapia de voz
Cambios durante el embarazo	Transpirabilidad, raspitud y tono vocal bajo debido al aumento del contenido de agua de los tejidos blandos y la laxitud de las inserciones ligamentosas	Humidificación, hidratación, tranquilidad y evaluación endoscópica exhaustiva. La terapia de voz solo si las medidas conservadoras fallan.

Inflamación de las cuerdas vocales debido a infección respiratoria

La inflamación de las cuerdas vocales debido a una infección respiratoria puede ser causada por diversos agentes infecciosos, como virus o bacterias. La laringitis viral es una de las causas más comunes de inflamación de las cuerdas vocales en niños, y es causada por una infección viral que afecta la laringe y las cuerdas vocales.

Los síntomas de la laringitis viral incluyen dolor de garganta, tos seca, fiebre, dificultad para tragar y, por supuesto, disfonía. La disfonía puede variar de una voz ronca a una voz completamente perdida. En algunos casos, también puede haber dificultad para respirar, lo que puede ser una emergencia médica.

El tratamiento de la laringitis viral generalmente consiste en descansar la voz, beber líquidos tibios, humidificar el aire y tratar los síntomas con medicamentos de venta libre, como analgésicos y antitusivos. En algunos casos, se pueden prescribir medicamentos antivirales para acelerar la recuperación.

Laringitis Aguda

La laringitis aguda se caracteriza por una inflamación de la mucosa de la laringe que puede ser causada por una infección aguda o una lesión vocal. En niños, las causas más comunes de laringitis están relacionadas con infecciones virales del tracto respiratorio, desde el resfriado común hasta las paperas y el sarampión. Además de la disfonía, los síntomas de una enfermedad viral pueden incluir fiebre leve, malestar general, mialgias, rinorrea, tos y disfagia leve. La respiración bucal secundaria a la congestión nasal también puede contribuir a la sequedad de la mucosa del pliegue vocal y la ronquera subsiguiente.

Las infecciones bacterianas secundarias, que son poco comunes, deben considerarse en niños con fiebre, exudado purulento o dolor progresivo, y las etiologías fúngicas deben excluirse en niños inmunocomprometidos.

En general, la laringitis aguda es un proceso autolimitado y se trata de manera conservadora con hidratación, humidificación, reposo de voz y tranquilidad. Los antipiréticos y descongestionantes pueden recetarse si está justificado, y los antibióticos solo se deben administrar si se ha confirmado una infección bacteriana. Los glucocorticoides solo deben utilizarse si existe preocupación por el compromiso de las vías respiratorias. Es importante evitar susurrar, ya que puede aumentar el trauma en las cuerdas vocales.

Laringotraqueitis Aguda

La laringotraqueitis aguda (crup) es una afección común en niños menores de seis años que puede causar ronquera aguda o estridor. Debido a que las vías respiratorias de los niños son más pequeñas, son más susceptibles al edema y la inflamación de las vías respiratorias subglóticas que los adultos. Los síntomas incluyen voz ronca y tos con un sonido característico de "ladrido". El virus del parainfluenza es la causa viral más común de laringotraqueitis, aunque otras infecciones virales pueden presentar síntomas similares. El diagnóstico y manejo del crup se explican detalladamente en otro apartado.

Laringitis Crónica

La laringitis crónica se define como la persistencia de ronquera, disfagia, disfonía y fatiga vocal durante más de tres meses. Los niños con laringitis crónica pueden presentar una tos crónica o un aclaramiento constante de la garganta. Los hallazgos comunes en la laringe incluyen moco espeso y tenaz, edema de la mucosa de las cuerdas vocales verdaderas y falsas, y engrosamiento del revestimiento epitelial de la mucosa.

A diferencia de la laringitis aguda, la laringitis crónica es generalmente de etiología no infecciosa. Los factores causantes de la laringitis crónica incluyen la exposición a irritantes ambientales, la alergia ambiental, la sinusitis crónica con goteo posnasal, los medicamentos, la deshidratación crónica, el reflujo laringofaríngeo (LPR), enfermedades sistémicas crónicas y la malignidad.

El tratamiento de la laringitis crónica depende de la causa subyacente y puede incluir evitar irritantes y alérgenos ambientales, tratar la rinitis alérgica, la sinusitis, aumentar la hidratación, la humidificación y corregir cualquier trastorno sistémico o metabólico subyacente. La estroboscopia y la biopsia de la laringe pueden estar indicadas en casos de no respuesta al tratamiento.

Disfonía por exceso o abuso de la voz en niños

La disfonía por exceso o abuso de la voz en niños se produce cuando las cuerdas vocales se ven sometidas a un esfuerzo excesivo o repetido. Esto puede ocurrir por diversas razones, como hablar en voz alta durante mucho tiempo, cantar en exceso, gritar, llorar intensamente, o incluso por hablar en un tono más alto o más bajo de lo habitual.

Cuando las cuerdas vocales se ven sometidas a un esfuerzo excesivo o repetido, se pueden inflamar e irritar, lo que provoca una disfonía temporal. Si el abuso vocal continúa, la disfonía puede volverse crónica y convertirse en un problema a largo plazo.

Los niños que utilizan su voz con frecuencia, como los cantantes, actores o los que tienen actividades extraescolares que requieren hablar en público, están en mayor riesgo de desarrollar disfonía por exceso o abuso de la voz.

Para prevenir la disfonía por exceso o abuso de la voz en niños, es importante fomentar el uso correcto de la voz y enseñar técnicas de cuidado vocal. Esto incluye:
- Utilizar una técnica adecuada de respiración y proyección de la voz.
- Evitar hablar en voz alta o gritar en exceso.
- Descansar la voz durante períodos prolongados de uso vocal.
- Mantener una buena hidratación y una dieta saludable.
- No fumar y evitar la exposición al humo del tabaco.
- Acudir a un profesional de la salud si se presentan síntomas de disfonía o cambios en la voz.

Existen algunos factores predisponentes en niños que pueden hacer que el abuso vocal produzca disfonía. Algunos de estos factores incluyen:
1. Anatomía de las cuerdas vocales: Los niños que tienen cuerdas vocales más pequeñas o más delgadas pueden ser más propensos a desarrollar disfonía por abuso vocal.
2. Edad: Los niños más pequeños, especialmente los menores de 5 años, pueden tener más dificultades para controlar el uso de su voz y pueden ser más propensos a abusar de ella.

3. Género: Las niñas pueden ser más propensas a desarrollar disfonía por abuso vocal que los niños.
4. Actividades extracurriculares: Los niños que participan en actividades que requieren el uso de la voz, como cantar o actuar, pueden ser más propensos a desarrollar disfonía por abuso vocal.
5. Afecciones médicas: Los niños que tienen enfermedades que afectan las vías respiratorias, como el asma, pueden ser más propensos a desarrollar disfonía por abuso vocal.
6. Estrés emocional: Los niños que experimentan estrés emocional, como ansiedad o depresión, pueden ser más propensos a desarrollar disfonía por abuso vocal debido a una mayor tensión en los músculos de las cuerdas vocales.

Alergias e irritantes

Las alergias o los irritantes pueden producir disfonía al causar inflamación en las cuerdas vocales o irritación en la garganta. Algunos ejemplos de alergenos e irritantes comunes que pueden afectar la voz incluyen:
- Polen, moho, polvo u otros alérgenos ambientales.
- Humo del cigarrillo o de otros productos de tabaco.
- Contaminantes del aire, como la contaminación industrial o del tráfico.
- Productos químicos irritantes, como los presentes en productos de limpieza, ambientadores o sprays para el cabello.

La inflamación de las cuerdas vocales puede causar disfonía al afectar la vibración y la tensión de las cuerdas vocales. Esto puede resultar en una voz ronca, áspera o tensa. La irritación de la garganta también puede provocar dolor, tos y disfonía.

Para prevenir la disfonía causada por alergias o irritantes, se recomienda evitar los alérgenos e irritantes conocidos, utilizar técnicas de protección respiratoria adecuadas (como máscaras o respiradores) cuando sea necesario, y mantener una buena higiene ambiental, como mantener las áreas limpias y ventiladas.

Problemas de crecimiento o malformaciones de las cuerdas vocales

Los problemas de crecimiento o malformaciones de las cuerdas vocales pueden producir disfonía al afectar la estructura y el funcionamiento de las cuerdas vocales. Algunos ejemplos de estas condiciones incluyen:
1. Nódulos y pólipos vocales: Son protuberancias que se desarrollan en las cuerdas vocales en respuesta al abuso vocal. Estos crecimientos pueden alterar la vibración de las cuerdas vocales y causar disfonía.
2. Parálisis de las cuerdas vocales: La parálisis de las cuerdas vocales puede ser causada por una lesión o daño en los nervios que controlan las cuerdas vocales. Esto puede afectar la capacidad de las cuerdas vocales para moverse correctamente, lo que puede provocar disfonía.
3. Estenosis subglótica: La estenosis subglótica es una estrechez en la zona inferior de la laringe que puede dificultar la respiración y la producción de la voz.

4. Malformaciones congénitas: Algunas personas pueden nacer con malformaciones en las cuerdas vocales que pueden afectar la voz y producir disfonía.
5. Quistes y tumores de las cuerdas vocales: Los quistes y tumores pueden desarrollarse en las cuerdas vocales y afectar su capacidad para vibrar correctamente. Esto puede provocar disfonía.

Nódulos y pólipos en las cuerdas vocales

Los nódulos y pólipos en las cuerdas vocales son una respuesta del cuerpo al abuso vocal crónico. El abuso vocal se produce cuando las cuerdas vocales se ven sometidas a un esfuerzo excesivo y repetido, lo que puede provocar una inflamación crónica en las cuerdas vocales. La inflamación crónica puede provocar cambios en la estructura de las cuerdas vocales, lo que puede conducir a la formación de nódulos y pólipos.

Los nódulos son protuberancias que se forman en las cuerdas vocales debido a la vibración excesiva y repetida, como resultado de hablar o cantar en voz alta o en un tono incorrecto. Los nódulos son similares a las ampollas y pueden ser de tamaño variable.

Los pólipos, por otro lado, son crecimientos suaves y similares a una verruga que se desarrollan en las cuerdas vocales. Los pólipos pueden ser causados por una inflamación crónica y pueden ser el resultado del abuso vocal prolongado.

Los síntomas de nódulos y pólipos vocales incluyen una voz ronca o áspera, dificultad para hablar y fatiga vocal. El tratamiento para los nódulos y pólipos vocales generalmente implica descansar la voz, evitar el abuso vocal y trabajar con un especialista en voz para aprender técnicas vocales adecuadas. En algunos casos, se pueden necesitar medicamentos y/o cirugía para eliminar los nódulos y pólipos de las cuerdas vocales.

Enfermedades respiratorias

Entre las enfermedades respiratorias que pueden contribuir a la formación de nódulos en las cuerdas vocales se incluyen:
1. Asma: El asma es una enfermedad que causa inflamación y estrechamiento de las vías respiratorias, lo que puede provocar tos y dificultad para respirar. La tos crónica y la falta de aire pueden provocar abuso vocal y, por lo tanto, aumentar el riesgo de desarrollar nódulos en las cuerdas vocales.
2. Enfermedad pulmonar obstructiva crónica (EPOC): La EPOC es una enfermedad pulmonar crónica que causa dificultad para respirar y tos crónica. La tos crónica puede provocar abuso vocal y aumentar el riesgo de desarrollar nódulos en las cuerdas vocales.
3. Infecciones respiratorias crónicas: Las infecciones respiratorias crónicas, como la bronquitis crónica, pueden provocar tos crónica y aumentar el riesgo de desarrollar nódulos en las cuerdas vocales.

Factores genéticos

En cuanto a los factores genéticos, algunas personas pueden tener una predisposición genética a desarrollar nódulos en las cuerdas vocales debido a una estructura anatómica particular de las cuerdas vocales. Por ejemplo, las personas que tienen cuerdas vocales más pequeñas o más delgadas pueden ser más propensas a desarrollar nódulos por el esfuerzo vocal excesivo.

Causas Psicógenas

La disfonía psicógena se refiere a trastornos de la voz que pueden ser causados por factores psicológicos, como trauma, ansiedad, depresión, trastornos de personalidad o reacciones de conversión. Estos trastornos pueden manifestarse como afonía, susurros, voz aguda con saltos de voz o una voz tensa. Por lo general, son un mecanismo de defensa o un comportamiento adaptativo que puede resultar en ganancias primarias y secundarias. La disfonía psicógena puede manifestarse después de un evento traumático o síndrome viral, o durante el aniversario de un evento traumático, como la muerte de un padre o un familiar.

En los niños, la disfonía psicógena no afecta su grito normal, risa o tos. Para diagnosticarla, es necesario descartar cualquier problema físico con un examen físico normal, incluida la laringoscopia. El tratamiento se centra en identificar y abordar cualquier trastorno psicológico subyacente.

Movimiento de pliegue vocal paradójico: El movimiento paradójico del pliegue vocal (PVFM), también conocido como "disfunción de las cuerdas vocales", "estridor psicógeno", "estridor Munchausen", "asma fáctica" y "pseudoasma", es un trastorno que se caracteriza por episodios recurrentes de disnea y estridor agudo. La sensación de opresión en la garganta, la disfonía, la tos y la sensación de asfixia son síntomas frecuentes.

El PVFM puede desarrollarse a cualquier edad, pero suele presentarse en la adolescencia. Los pacientes pueden tener antecedentes de enfermedades psiquiátricas, como depresión, trastornos de personalidad o trastorno de estrés postraumático, o haber sufrido abuso sexual en la infancia. Los niños y adolescentes con PVFM tienen una risa y un grito normales, y el estridor suele desaparecer durante el sueño o cuando no están siendo observados.

El PVFM puede presentarse con una dificultad respiratoria significativa y estridor inspiratorio dramático, y los sonidos adventicios se escuchan más fuertes sobre la garganta y menos audibles a través de la pared torácica debido a la atenuación del sonido por la transmisión a través de las vías respiratorias y el parénquima pulmonar. Debido a que el PVFM puede coexistir con el asma verdadero, es importante una evaluación exhaustiva del asma.

El tratamiento del PVFM se enfoca en la etiología psicológica subyacente y puede implicar psicoterapia junto con terapia de reciclaje respiratorio o terapia de control laríngeo, un tipo especializado de terapia de voz. El PVFM se discute en mayor detalle por separado.

Puberfonía: La puberfonia, también conocida como falsete mutacional, es un trastorno que puede ocurrir durante la pubertad, caracterizado por la falta de cambio de tono de la voz de tono alto a bajo propio de la edad adulta. La puberfonia puede ser causada por una mala adaptación a los cambios psicológicos de la pubertad, así como por la falta de coordinación muscular y la hiperfunción del músculo cricotiroidal. Los niños con puberfonia pueden experimentar dificultad para respirar y disminución del poder de proyección. El tratamiento de la puberfonia generalmente implica terapia de voz y psicoterapia enfocada en abordar los problemas subyacentes.

Causa Traumática

Trauma cervical contuso: Los niños pueden sufrir trauma cervical contuso por colisiones de vehículos motorizados, caídas, actividades deportivas, peleas y otros eventos similares. Este tipo de trauma puede causar daño a cualquiera de las estructuras anatómicas de la laringe que son necesarias para la producción de la voz. Además, se debe tener en cuenta la posibilidad de lesiones asociadas en la cabeza, la columna cervical y el tórax.

Los síntomas que pueden presentarse en los niños con trauma cervical contuso incluyen cambios en la voz (ronquera, aspereza), hemoptisis o dificultad para respirar. Es importante realizar una evaluación inmediata de las vías respiratorias cervicales. En los niños que presentan dificultad para respirar, crepitación, enfisema subcutáneo, estridor, desviación traqueal, sensibilidad cervical o pulsos carotídeos asimétricos, es necesario establecer de inmediato una vía aérea permeable, estabilizar la columna cervical, establecer el acceso intravenoso y consultar con un cirujano. En los pacientes sin signos de lesiones potencialmente mortales, se puede realizar una laringoscopia flexible bajo entorno controlado para evaluar las vías respiratorias en busca de edema, hematoma, laceración y movilidad de las cuerdas vocales.

El abordaje de los niños con trauma contuso en el cuello varía según la gravedad de la lesión:
- Los niños con cualquiera de los hallazgos laringoscópicos mencionados previamente deben someterse a una evaluación más exhaustiva mediante tomografía computarizada del cuello con cortes finos a través de la laringe, que determinará la necesidad de una intervención adicional y posible reparación quirúrgica.
- Los niños con movimiento normal de las cuerdas vocales y sin evidencia de lesión de la mucosa deben ser monitoreados de cerca para detectar el desarrollo de síntomas respiratorios. La humidificación, el monitoreo de la saturación de oxígeno y la evaluación seriada con laringoscopia con fibra óptica flexible determinarán la necesidad de una intervención adicional durante un período de observación. Las lesiones en las vías respiratorias no siempre son evidentes en el examen físico inicial y pueden progresar para causar obstrucción de las vías respiratorias hasta 48 horas después de la lesión

Trauma penetrante: El trauma penetrante en el cuello requiere una evaluación inmediata, el control de las vías respiratorias y una evaluación urgente por parte de un otorrinolaringólogo. La dificultad respiratoria, el compromiso vascular y la lesión esofágica son posibles secuelas del trauma penetrante en el cuello. La evaluación completa puede incluir laringoscopia de fibra óptica flexible, bario esofagrama, angiografía y endoscopia operativa y exploración.

Parálisis de Cuerdas vocales

La parálisis unilateral de la cuerda vocal puede requerir intervención en niños según el grado de ronquera y el riesgo de aspiración. La terapia de voz y habla busca enseñar a los niños a compensar con el pliegue vocal no afectado y la mayoría de ellos mejoran con este tratamiento. En casos de aspiración leve, la terapia de golondrina puede ayudar a mejorar la compensación. Si los niños tienen aspiración grave y dificultad fonatoria severa, pueden requerir una intervención quirúrgica para medializar la voz paralizada y proteger las vías respiratorias. La técnica de medialización varía según la duración esperada de la parálisis, y puede involucrar la inyección de material en la parte superior vocal, tiroplastia de medialización, o la reinervación de RLN.

En el caso de la parálisis bilateral del redil vocal, las cuerdas vocales se encuentran en la línea media y los principales síntomas son la insuficiencia respiratoria crónica y el estridor en lugar de la aspiración. Los procedimientos quirúrgicos son necesarios para lateralizar o abrir las cuerdas vocales con el fin de proporcionar una vía aérea adecuada y prevenir la aspiración. En algunos casos, se requiere traqueotomía, y otras técnicas quirúrgicas como aritenoidectomía láser, cordotomía y lateralización del pliegue vocal solo se deben considerar en niños con parálisis permanente del pliegue vocal después de la traqueotomía. El objetivo del tratamiento es lograr una voz funcional y una vía aérea adecuada.

Causa Tumoral

Tumores Benignos: Los tumores benignos de la laringe son una causa poco común pero importante de ronquera en los niños. Estos tipos de tumores pueden ser papilomas, hemangiomas, higromas quísticos y neurofibromas. Es importante destacar que, aunque sean benignos, estos tumores pueden causar problemas graves si no se detectan y tratan a tiempo.

Generalmente, los tumores benignos en la laringe se desarrollan lentamente y pueden afectar la movilidad del pliegue vocal, comprimir las estructuras cercanas y obstruir las vías respiratorias, lo que resulta en dificultad para respirar, cambios en el tono de voz, saltos de voz y compromiso respiratorio. El diagnóstico se basa en un examen exhaustivo que puede incluir laringoscopia fibroóptica, estroboscopia y en algunos casos, una laringoscopia operativa. También se puede utilizar tomografía computarizada o resonancia magnética con angiografía del cuello para ayudar a determinar la extensión del tumor y su posible origen.

El tratamiento de los tumores benignos de la laringe generalmente implica una escisión quirúrgica, que puede realizarse con láser o mediante cirugía convencional. En algunos casos, se puede considerar la terapia adyuvante, como la radioterapia o la terapia fotodinámica, dependiendo del tipo y la extensión del tumor.

Es importante destacar que, aunque los tumores benignos de la laringe son raros, es fundamental realizar una evaluación exhaustiva en caso de ronquera persistente o cambios en la voz. La detección temprana y el tratamiento adecuado pueden prevenir complicaciones graves y mejorar significativamente el pronóstico del paciente.

Papilomatosis: La papilomatosis respiratoria recurrente (PVR) es una enfermedad de la infancia causada por la infección del virus del papiloma humano (VPH) y es el tumor laríngeo benigno más común en niños. Generalmente se diagnostica en edades tempranas, entre los dos y tres años, y la mayoría de los casos se detectan antes de los cinco años. Se cree que la transmisión del VPH durante el parto de una madre infectada es la principal causa de la PVR. Los tipos de VPH6 y VPH11 son los más comúnmente involucrados en la PVR, aunque se ha observado raramente el tipo VPH16, que puede estar asociado con un mayor riesgo de transformación maligna. Los síntomas incluyen ronquera, tos, dificultad para respirar y problemas para alimentarse. El diagnóstico se basa en la laringoscopia y la biopsia. El tratamiento de la PVR implica la eliminación quirúrgica de las lesiones papilomatosas, seguido de terapia adyuvante con antivirales y/o inmunomoduladores. Es importante destacar que la PVR es una enfermedad recurrente y requiere un seguimiento a largo plazo para evitar la recurrencia de las lesiones y posibles complicaciones.

Tipo de VPH	Potencial malignidad	Subgrupo	Infecciones asociadas
VPH6	Bajo	VPH de bajo riesgo	Verrugas genitales, Papilomatosis respiratoria
VPH11	Bajo	VPH de bajo riesgo	Verrugas genitales, Papilomatosis respiratoria
VPH16	Raro, pero mayor riesgo de transformación maligna	VPH de alto riesgo	Cáncer de cuello uterino, cáncer orofaríngeo
Otros VPH	Desconocido	-	-

Tabla de tratamientos de investigación para papilomatosis respiratoria recurrente:

Tratamiento	Descripción
Interferón	Un fármaco antiviral que se ha utilizado para reducir la recurrencia y la gravedad de la enfermedad.
Terapia fotodinámica	El uso de luz para activar un fotosensibilizador y destruir las células cancerosas.
Carbinol	Un compuesto natural que se encuentra en ciertas verduras y se ha utilizado para inhibir el crecimiento de células cancerosas.
Aciclovir	Un fármaco antiviral que se ha utilizado para reducir la recurrencia y la gravedad de la enfermedad.
Vitamina A	Un compuesto que se encuentra en ciertas frutas y verduras y se ha utilizado para inhibir el crecimiento de células cancerosas.
Terapia con láser de colorante pulsado	El uso de un láser para destruir las células cancerosas.
Cidofovir	Un agente antiviral que se ha utilizado para reducir la recurrencia y la gravedad de la enfermedad.
Bevacizumab	Un inhibidor del factor de crecimiento endotelial vascular que se ha utilizado como complemento para reducir la recurrencia y la gravedad de la enfermedad.

La papilomatosis respiratoria recurrente (PVR) es causada por la adquisición del virus del papiloma humano (VPH) durante el parto de una madre infectada. Los bebés nacidos de madres con antecedentes de verrugas genitales tienen un mayor riesgo de desarrollar papilomatosis respiratoria que los bebés nacidos de madres sin tal historia. Los síntomas incluyen ronquera, dificultad para respirar, dificultad respiratoria ocasional, obstrucción respiratoria intermitente y afonía.

El tratamiento de la PVR generalmente implica cirugía microlaríngea para desbordar las lesiones. Los tratamientos de investigación incluyen interferón, terapia fotodinámica, carbinol, aciclovir, vitamina A, terapia con láser de colorante pulsado y otros. La gestión de PVR debe incluir educación integral sobre la condición e información sobre los grupos de apoyo.

Afección	Descripción
Nódulos o pólipos en las cuerdas vocales	Pequeñas protuberancias en las cuerdas vocales causadas por el abuso vocal crónico
Reflujo gastroesofágico (ERGE)	El ácido estomacal que regresa al esófago y la garganta puede causar inflamación crónica en la laringe y las cuerdas vocales
Laringitis aguda	Inflamación aguda de la laringe causada por una infección viral o bacteriana
Laringitis crónica	Inflamación crónica de la laringe causada por irritantes, alergias o reflujo
Papilomatosis laríngea	Infección viral rara que causa crecimientos en las cuerdas vocales y puede causar disfonía
Trauma laríngeo	Lesiones traumáticas en la laringe o las cuerdas vocales causadas por un golpe en la garganta, una lesión durante la intubación o cirugía, o una lesión en las cuerdas vocales debido a un objeto extraño
Parálisis de las cuerdas vocales	Puede ser causada por daño en los nervios que controlan las cuerdas vocales, como la parálisis de Bell, la esclerosis lateral amiotrófica (ELA) o el síndrome de Guillain-Barré

Displasia laríngea congénita	Anomalías congénitas en las cuerdas vocales o en la laringe que pueden causar disfonía
Enfermedades neuromusculares	Algunas enfermedades neuromusculares, como la distrofia muscular, pueden afectar la voz y causar disfonía
Anomalías congénitas del tracto vocal	Anomalías congénitas en el tracto vocal, como la atresia esofágica o la fístula traqueoesofágica, pueden causar disfonía
Tumores de la laringe o las cuerdas vocales	Pueden ser benignos o malignos y causar cambios en la voz, como ronquera o disfonía
Afecciones psicológicas o emocionales	El estrés, la ansiedad y la depresión pueden causar tensión en los músculos de la garganta y provocar disfonía
Enfermedades sistémicas autoinmunitarias	Algunas enfermedades autoinmunitarias, como el lupus eritematoso sistémico y la esclerodermia, pueden afectar las cuerdas vocales y causar disfonía
Enfermedades tiroideas	Las afecciones de la tiroides, como el hipotiroidismo, pueden causar cambios en la voz y disfonía
Enfermedades cardiovasculares	Algunas enfermedades cardiovasculares, como la hipertensión pulmonar y la insuficiencia cardíaca, pueden causar disfonía
Enfermedades pulmonares	Algunas enfermedades pulmonares, como la enfermedad pulmonar

Enfermedades Congénitas de la laringe

Membranas Laríngeas

Las membranas laríngeas son estructuras de localización glótica que obstruyen parcialmente la luz laríngea. Su origen se relaciona con la detención del desarrollo laríngeo fetal a las 10 semanas de gestación. Estas membranas suelen afectar los dos tercios anteriores y pueden llegar a provocar disnea, además de disfonía. Si son sintomáticas, se tratan mediante dilatación, extirpación quirúrgica con o sin láser CO_2 y, en ocasiones, con abordaje externo más traqueotomía.

Quiste epidermoide

El quiste epidermoide es una malformación de diagnóstico difícil, que se presenta unilateralmente y está compuesto por restos epiteliales intracordales de tamaño variable. Esta patología puede dar lugar a una disfonía no muy grave, pero persistente desde la infancia. Con frecuencia se diagnostica y trata en la edad adulta gracias al uso del estroboscopio.

Estría vocal

La estría vocal (vergeture) y el sulcus vocalis son lesiones que aparecen en la fibroscopia como una fisura blanquecina que corre paralela al borde libre de la cuerda vocal. En algunos casos, se trata de un quiste epidermoide abierto hacia la cuerda. Ambas presentan una voz con tono alto, sin armónicos o "rasposa", y presentan fatiga vocal y cierto dolor laríngeo. Con frecuencia, desarrollan otras lesiones por sobreesfuerzo y su diagnóstico solo puede confirmarse mediante laringoscopia directa. Su tratamiento es quirúrgico, pero conservador, aunque en ocasiones es suficiente con rehabilitación foniátrica.

El puente mucoso es una brida mucosa unida de forma anterior y posterior a lo largo de un fragmento del borde libre de la cuerda vocal. Podría tratarse de un quiste que se ha abierto por arriba y por debajo del borde libre de la cuerda. La clínica y el tratamiento son iguales que los del sulcus vocalis.

Quiste congénito supraglótico

El quiste congénito supraglótico es una patología que se caracteriza por ser un quiste de retención de la mucosa presente desde el nacimiento, situado en la supraglotis, sésil y de contenido mucoso. Puede crecer por rellenarse de moco o infectarse, y presentar disnea, disfagia y llanto débil. Su tratamiento es la extirpación quirúrgica completa mediante laringoscopia directa.

Hemangiomas subglóticos

Los hemangiomas subglóticos son hamartomas de origen vascular que se asocian con nevos capilares en la cara y el cuello. Estos hemangiomas presentan un estridor inspiratorio o bifásico, disnea y llanto ronco. La laringoscopia directa es diagnóstica, y se encuentra una tumoración subglótica lateral, redondeada y azulada. Es un tumor blando y depresible. Al cabo de varios años, suele haber una regresión espontánea, que se acelera con corticoides. Mientras tanto, puede llegar a necesitarse una traqueotomía.

Enfermedad del maullido de gato

Enfermedad del maullido de gato, también conocida como síndrome de cri du chat, es una rara condición genética causada por una deleción en el brazo corto del cromosoma 5. Los pacientes presentan un llanto agudo y chillón similar al maullido de un gato, microcefalia, hipertelorismo, hipotonía generalizada y retraso mental grave. Además, tienen una implantación baja de las orejas, estrabismo y hendiduras orales. El estridor es de tipo inspiratorio y está presente desde el nacimiento debido a la parálisis del músculo interaritenoideo, con una laringe estrecha y redundante.

Laringomalacia

Laringomalacia es la anomalía laríngea congénita más común en la infancia y la causa más frecuente de estridor en este grupo de pacientes. Se caracteriza por el colapso de las estructuras supraglóticas durante la inspiración. Aunque se creía que se debía a un déficit de maduración de los cartílagos supraglóticos, ahora se sabe que está asociado con un déficit en la regulación neuromuscular de la laringe, lo que se acompaña de problemas del habla, apnea central, hipotonía y retraso mental. Las alteraciones anatómicas y mecánicas en la laringomalacia pueden afectar a distintas áreas de la laringe, incluyendo pliegues aritenoepiglóticos, epiglotis, cartílagos aritenoides y corniculados, y se asocian con frecuencia a anomalías traqueobronquiales.

Laringomalacia se presenta con un estridor inspiratorio e intermitente. Por lo general, comienza en las primeras semanas y empeora progresivamente hasta los 6-8 meses, cuando se estabiliza y comienza a mejorar hasta los 24 meses. Los síntomas pueden empeorar durante el llanto, la agitación, el decúbito supino y la alimentación, y los casos graves pueden presentar disfagia, retraso ponderal, pausas de apnea e hipertensión pulmonar.

Existen varios tipos de laringomalacia que se diferencian por la ubicación y la gravedad de las anomalías anatómicas y mecánicas que causan la obstrucción de la vía aérea. A continuación, se presentan los tipos más comunes:
1. Laringomalacia tipo 1: se caracteriza por el colapso de los pliegues aritenoideos durante la inspiración, lo que produce un estridor inspiratorio.
2. Laringomalacia tipo 2: se produce por el colapso de la epiglotis durante la inspiración, lo que puede dar lugar a un estridor inspiratorio y/o un estridor espiratorio.
3. Laringomalacia tipo 3: se produce por el colapso de la supraglotis durante la inspiración, lo que puede dar lugar a un estridor inspiratorio y/o un estridor espiratorio.
4. Laringomalacia tipo 4: se produce por la combinación de los tres tipos anteriores y puede causar un estridor inspiratorio y/o un estridor espiratorio.

La clasificación de los tipos de laringomalacia se basa en los hallazgos en la laringoscopia flexible y la videolaringoscopia, y puede ayudar a los médicos a determinar la causa y el tratamiento más adecuado para cada paciente.

Tipo de laringomalacia	Gravedad	Tratamiento
Tipo 1: supraglótica	Leve a moderada	La mayoría de los casos no requieren tratamiento y desaparece con el tiempo. Se puede utilizar terapia postural y dieta especial en algunos casos. En casos graves, se pueden usar dispositivos de presión positiva continua en la vía aérea (CPAP) o ventilación mecánica. En casos muy graves, puede ser necesaria la cirugía para eliminar los tejidos redundantes o reconstruir la laringe.
Tipo 2: glótica	Leve a grave	El tratamiento depende de la gravedad y puede incluir terapia postural, dieta especial, medicamentos para controlar el reflujo gastroesofágico, CPAP o ventilación mecánica. En casos graves, puede ser necesaria la cirugía para eliminar los tejidos redundantes o reconstruir la laringe.
Tipo 3: subglótica	Grave	El tratamiento depende de la gravedad y puede incluir terapia postural, dieta especial, medicamentos para controlar el reflujo gastroesofágico, CPAP o ventilación mecánica. En casos graves, puede ser necesaria la cirugía para eliminar los tejidos redundantes o reconstruir la laringe.

Tipo 4: obstrucción de la vía aérea inferior	Grave	El tratamiento depende de la gravedad y puede incluir terapia postural, dieta especial, medicamentos para controlar el reflujo gastroesofágico, CPAP o ventilación mecánica. En casos graves, puede ser necesaria la cirugía para eliminar los tejidos redundantes o reconstruir la laringe. En algunos casos muy graves, puede ser necesaria la traqueotomía para mantener la vía aérea abierta.

El tratamiento inicial es expectante debido a la historia natural de resolución espontánea. La cirugía se reserva para los casos graves y aquellos con repercusión orgánica significativa. En el pasado, la traqueotomía era el procedimiento de elección, pero en la actualidad, la supraglotoplastia mediante láser CO_2 o microinstrumental es el tratamiento preferido para la extirpación parcial de los tejidos redundantes causantes de la obstrucción. Este procedimiento presenta menos complicaciones y se puede reintervenir si es necesario.

Disfonía Espasmódica

La disfonía espasmódica es un trastorno de la voz que se caracteriza por espasmos involuntarios de los músculos laríngeos que producen una voz entrecortada o estrangulada durante el habla. La causa exacta de la disfonía espasmódica no está completamente clara, pero se cree que está relacionada con anomalías en la función cerebral.

Investigaciones recientes sugieren que la disfonía espasmódica es causada por un funcionamiento anómalo en un área del cerebro donde se encuentran los ganglios basales, estructuras que tienen un papel importante en la coordinación de los movimientos musculares. Se han identificado anomalías en otras regiones del cerebro que están relacionadas con la disfonía espasmódica, incluyendo las áreas de la corteza cerebral que controlan las órdenes motoras enviadas a los músculos y coordinan estas órdenes con la información sensorial entrante.

Además, se ha descubierto que en algunos casos la disfonía espasmódica puede ser hereditaria. Aunque aún no se ha identificado un gen específico para la disfonía espasmódica, se ha relacionado con una mutación en un gen que causa otras formas de distonía. La disfonía espasmódica también se ha asociado con factores de riesgo como el envejecimiento, el sexo femenino y la exposición a ciertos productos químicos y toxinas ambientales.

En cuanto al tratamiento, la disfonía espasmódica es un trastorno crónico que puede ser difícil de tratar. Las opciones terapéuticas incluyen terapia de habla y lenguaje, medicamentos para relajar los músculos, inyecciones de toxina botulínica en los músculos afectados y, en casos severos, cirugía para extirpar o reorganizar los músculos afectados. Además, se están investigando nuevas terapias basadas en la estimulación cerebral profunda y la terapia génica.

La disfonía espasmódica es un trastorno vocal complejo que se caracteriza por la presencia de espasmos musculares involuntarios que afectan la producción de la voz. En general, se cree que este trastorno es causado por disfunciones en las áreas cerebrales encargadas de controlar los movimientos musculares en todo el cuerpo.

La disfonía espasmódica puede presentarse en diferentes formas, siendo la disfonía espasmódica en aducción la más común. En este tipo de disfonía, los espasmos musculares hacen que las cuerdas vocales se junten y se pongan rígidas, dificultando su vibración y produciendo una voz tensa y ahogada. En ocasiones, el habla puede ser entrecortada y con dificultad para iniciar la emisión de palabras debido a los espasmos musculares. Es importante destacar que, cuando la persona se ríe, llora o susurra, los espasmos suelen desaparecer, permitiendo una voz más normal.

Por otro lado, la disfonía espasmódica en abducción es menos frecuente. En este tipo de disfonía, los espasmos musculares hacen que las cuerdas vocales permanezcan abiertas, lo que impide su vibración adecuada y produce una voz débil y velada. Al igual que con la disfonía espasmódica en aducción, los espasmos musculares están ausentes al reír, llorar o susurrar.

Es importante mencionar que la disfonía espasmódica mixta, una combinación de los dos tipos anteriores, es muy excepcional. Este tipo de disfonía espasmódica se produce cuando tanto los músculos que abren como los que cierran las cuerdas vocales no funcionan correctamente, presentando características de ambos tipos.

El tratamiento de la disfonía espasmódica puede incluir terapia de voz, medicamentos, inyecciones de toxina botulínica y, en casos graves, cirugía. Además, se pueden utilizar técnicas de relajación y reducción del estrés para mejorar los síntomas de la disfonía espasmódica.

Tipo de disfonía espasmódica	Descripción	Características de la voz	Tratamiento
Disfonía espasmódica en aducción	Espasmos que hacen que las cuerdas vocales se junten y se pongan rígidas, lo que dificulta que vibren y produzcan sonidos	Tensa, ahogada, entrecortada, con palabras truncadas o difícil de iniciar debido a los espasmos musculares	Terapia del habla, inyecciones de toxina botulínica, cirugía, medicamentos, terapia psicológica
Disfonía espasmódica en abducción	Espasmos que hacen que las cuerdas vocales permanezcan abiertas, lo que impide que vibren adecuadamente y permite que el aire escape de los pulmones durante el habla	Débil y velada	Terapia del habla, inyecciones de toxina botulínica, cirugía, medicamentos, terapia psicológica
Disfonía espasmódica mixta	Combinación de los dos tipos anteriores, donde tanto los músculos que abren como los que cierran las cuerdas vocales no funcionan correctamente	Características de la disfonía espasmódica en aducción y en abducción	Terapia del habla, inyecciones de toxina botulínica, cirugía, medicamentos, terapia psicológica

Actualmente no existe una cura definitiva para la disfonía espasmódica, pero hay diversos tratamientos que pueden ayudar a disminuir los síntomas. El tratamiento más común es la aplicación de inyecciones de toxina botulínica en pequeñas cantidades directamente en los músculos afectados de la laringe. La toxina botulínica es una neurotoxina producida por Clostridium botulinum, una bacteria que se encuentra en alimentos mal enlatados y en la miel. La toxina botulínica actúa debilitando los músculos al bloquear la liberación del neurotransmisor acetilcolina en la unión neuromuscular, lo que reduce la actividad muscular. Las inyecciones de toxina botulínica mejoran la voz durante un período de tres a cuatro meses, después del cual los síntomas pueden reaparecer gradualmente. Por lo tanto, se recomienda repetir el tratamiento con regularidad para mantener una buena calidad de la voz.

Aunque las inyecciones de toxina botulínica son eficaces para reducir los síntomas de la disfonía espasmódica, pueden presentarse efectos secundarios temporales, como una voz débil y velada y problemas ocasionales para tragar, que suelen desaparecer en unos pocos días o semanas. Además de las inyecciones de toxina botulínica, la terapia conductual o terapia de voz también puede ayudar a reducir los síntomas en casos leves. La terapia de voz puede funcionar de manera complementaria con las inyecciones de toxina botulínica para reducir la tensión de la voz. La consejería psicológica también puede ayudar a algunas personas a aceptar y lidiar con los problemas de voz.

Algunos pacientes con disfonía espasmódica pueden beneficiarse de dispositivos de asistencia que les permiten comunicarse más fácilmente. Existen aparatos que amplifican la voz, lo que puede ser útil para hablar en persona o por teléfono. También hay programas de computadora y aplicaciones para tabletas y teléfonos inteligentes que pueden traducir texto a voz sintética.

En casos en que los tratamientos convencionales no han funcionado, se puede considerar la cirugía en la laringe. Existen varios enfoques quirúrgicos para tratar la disfonía espasmódica, aunque los resultados pueden variar según cada caso. Aunque algunos tratamientos quirúrgicos han mostrado resultados positivos, no hay suficiente evidencia científica que respalde la recomendación de un tratamiento único sobre otros.

Diagnóstico de Disfonía

En los niños, las alteraciones de la voz a menudo se asocian con alteraciones del lenguaje hablado y retrasos en el desarrollo. Dado que los niños pueden tener una capacidad limitada para cooperar durante las exploraciones médicas, se recomienda que cualquier procedimiento sea lo menos doloroso e invasivo posible. En estas circunstancias, los padres y los cuidadores desempeñan un papel fundamental en la historia clínica y el tratamiento.

Es importante que el tratamiento médico sea multidisciplinario y que incluya la participación de especialistas en otorrinolaringología, pediatría y foniatría, así como de psicólogos, neurólogos, gastroenterólogos y endocrinólogos, según sea necesario.

La historia clínica debe ser minuciosa y obtenerse del niño y sus padres o cuidadores.

También debe incluir una evaluación psicosocial de cómo la alteración de la voz afecta la vida diaria del niño, utilizando la versión pediátrica del Índice de Discapacidad Vocal (pVHI), que es una variación del VHI adaptada para niños y tiene un gran valor clínico. Este cuestionario permite analizar la repercusión en la vida diaria del niño y resulta muy útil para valorar la gravedad de la afección y como referencia objetiva para evaluar los resultados del tratamiento.

La exploración clínica comienza con la valoración de la voz mediante el método GRABS (G: grado; R: ronquera; A: astenia; B: voz soplada; S: tensión), con valoración de 0-3 en cada ítem, donde 0 indica normalidad y 3 indica la mayor intensidad. A continuación, se debe calcular el tiempo medio de fonación (TMF), que puede variar en niños, pero es anormal si es inferior a 10 segundos, y la relación s/e (la relación entre el TMF de /s/ y el TMF de /e/), que debe ser menor de 1.5. Estas pruebas simples permiten valorar finalmente los defectos de cierre de las cuerdas vocales que implican pérdida de aire no productivo con acortamiento del TMF de /e/ y aumento de la relación s/e. El estudio se completa con la rinofibrolaringoscopia, que generalmente es bien tolerada por los niños si se realiza en un ambiente tranquilo y con información adecuada y anestesia tópica nasal. El uso de sistemas de grabación digital y la estroboscopia asociada resultan útiles para informar a los padres y al logopeda y para registrar la evolución. Durante esta exploración se valora la morfología y la motilidad de las cuerdas vocales durante la fonación, así como las fosas nasales, el cavum, la orofaringe, la hipofaringe y la laringe.

En algunas ocasiones, puede ser necesario realizar una laringoscopia directa con anestesia general para completar el diagnóstico, especialmente en casos en los que no se pueda realizar una fibroscopia y la sospecha clínica lo requiera (por ejemplo, membranas glóticas, hendiduras laríngeas, papilomatosis, fijaciones aritenoideas o parálisis de cuerda vocal).

Índice de Discapacidad Vocal Pediátrico

El Índice de Discapacidad Vocal Pediátrico (pVHI) es una adaptación del Voice Handicap Index (VHI) para su uso en niños. El VHI es un cuestionario utilizado para evaluar la discapacidad vocal en adultos, que consta de 30 preguntas que evalúan el impacto de la disfonía en la calidad de vida del paciente.

El pVHI se basa en el mismo enfoque, pero se ha adaptado para su uso en niños mediante el uso de un lenguaje más sencillo y la inclusión de preguntas sobre la vida cotidiana de los niños, como su capacidad para participar en actividades escolares, deportivas y sociales.

El pVHI es un instrumento muy útil en la evaluación de los trastornos de la voz en niños, ya que les permite expresar de manera clara y concisa cómo la disfonía afecta su calidad de vida. Los padres o cuidadores también pueden completar el cuestionario en nombre del niño, lo que permite obtener una visión más completa de la afectación.

La puntuación del pVHI puede utilizarse para evaluar la gravedad de la disfonía y la efectividad del tratamiento. Una puntuación alta indica una mayor discapacidad vocal y una necesidad de tratamiento más intensivo. El pVHI es un instrumento de gran valor clínico y se utiliza en la práctica diaria para evaluar la discapacidad vocal en niños y para evaluar la efectividad de las intervenciones terapéuticas en estos pacientes.

El Método GRABS

El método GRABS es un método de evaluación clínica de la voz que permite valorar la gravedad de la disfonía. GRABS es un acrónimo de las palabras en inglés que describen las características de la voz que se evalúan: Grade, Roughness, Astenia, Breathiness, Strain (Grado, Ronquera, Astenia, Voz soplada, Tensión).

La valoración se realiza mediante una escala de 0 a 3 para cada una de las características, donde 0 indica normalidad y 3 la mayor intensidad. De esta manera, se obtiene una puntuación total que refleja la gravedad de la disfonía.

A continuación, se describe cada una de las características evaluadas:

- Grado: se refiere al grado de disfonía, es decir, la percepción de la voz del paciente como débil, ronca o apagada. Se valora en una escala de 0 a 3.
- Ronquera: se refiere a la rugosidad o aspereza de la voz, que se produce por la presencia de ruido en la señal acústica. Se valora en una escala de 0 a 3.
- Astenia o debilidad: se refiere a la debilidad o falta de fuerza de la voz. Se valora en una escala de 0 a 3.
- Voz Soplada: se refiere a la presencia de aire en la emisión de la voz, lo que produce una sensación de soplo o aireación. Se valora en una escala de 0 a 3.
- Tensión: se refiere a la tensión excesiva en la emisión de la voz, lo que produce una sensación de esfuerzo o forzamiento en la producción vocal. Se valora en una escala de 0 a 3.

Cada una de estas características se evalúa de forma subjetiva por el evaluador, generalmente un otorrinolaringólogo o un foniatra, a través de la audición de la voz del paciente durante una emisión prolongada de una vocal. La puntuación total obtenida a través del método GRABS refleja la gravedad de la disfonía y puede ser útil para seguir la evolución de la afección y evaluar la efectividad del tratamiento.

Videolaringoscopia con / sin estroboscopia

La videolaringoscopia con estroboscopia es una técnica avanzada utilizada en el diagnóstico de la disfonía y otras afecciones de la voz. Esta prueba combina dos técnicas: la videolaringoscopia y el estroboscopio.

La videolaringoscopia es una prueba que utiliza un endoscopio, un tubo delgado con una cámara en el extremo, para visualizar la laringe y las cuerdas vocales. Durante la prueba, el endoscopio se inserta a través de la boca del paciente y se dirige hacia la garganta. La cámara en el extremo del endoscopio muestra imágenes de la laringe y las cuerdas vocales en una pantalla.

El estroboscopio es un dispositivo que emite una luz intermitente que se sincroniza con las vibraciones de las cuerdas vocales durante la producción de la voz. El estroboscopio permite al especialista en voz evaluar la vibración de las cuerdas vocales en tiempo real.

Cuando se combinan ambas técnicas, se obtiene una imagen en tiempo real de las cuerdas vocales mientras el paciente habla o canta. Esta técnica permite evaluar la vibración de las cuerdas vocales en detalle, lo que puede ayudar a detectar problemas específicos en la producción de la voz.

La videolaringoscopia con estroboscopia puede proporcionar información detallada sobre la estructura y función de las cuerdas vocales, lo que puede ayudar a determinar la causa subyacente de la disfonía y guiar el tratamiento. Por ejemplo, la prueba puede ayudar a detectar nódulos o pólipos en las cuerdas vocales, evaluar la simetría de las cuerdas vocales, determinar la amplitud de la vibración y evaluar la calidad de la voz.

Es importante destacar que la videolaringoscopia con estroboscopia es un procedimiento no invasivo que generalmente se realiza en el consultorio del especialista en voz y no requiere anestesia. La prueba puede ser útil en el diagnóstico de la disfonía y en la planificación del tratamiento adecuado para cada caso individual.

Otros estudios de función vocal

Estudio de función vocal	Qué evalúa
GRABS	Evalúa la calidad vocal, especificando grado, rugosidad, astenia, soplido y tensión
Tiempo medio de fonación (TMF)	Evalúa la capacidad de mantener la voz durante un periodo de tiempo determinado
Relación s/e	Evalúa la capacidad de cierre de las cuerdas vocales
Rinofibrolaringoscopia	Evalúa la morfología y la movilidad de las cuerdas vocales, así como la presencia de lesiones
Laringoscopia directa	Se realiza bajo anestesia general y permite visualizar con mayor detalle la laringe y las cuerdas vocales
Electromiografía laríngea	Evalúa la actividad muscular durante la fonación
Estroboscopia	Permite observar las cuerdas vocales en movimiento y evaluar su vibración y coordinación durante la fonación
Análisis acústico	Evalúa parámetros como la frecuencia fundamental, la intensidad, la duración y el espectro de la voz, lo que permite caracterizar la disfonía y medir su gravedad

Voice Handicap Index (VHI)	Evalúa el impacto de la disfonía en la calidad de vida del paciente
Índice de Discapacidad Vocal Pediátrico (pVHI)	Adaptación del VHI para su uso en niños, evalúa el impacto de la disfonía en la calidad de vida de los niños

Tratamiento de las disfonías

Tratamiento de las disfonías infantiles según su origen:

Origen	Tratamiento
Enfermedad congénita laríngea	Las enfermedades congénitas laríngeas pueden requerir cirugía o tratamientos específicos según la enfermedad. Algunas enfermedades, como las membranas laríngeas, quistes y hendiduras pueden requerir cirugía para mejorar la función vocal. El tratamiento de las enfermedades congénitas laríngeas debe ser individualizado y supervisado por un equipo médico multidisciplinario que incluya a un otorrinolaringólogo, un pediatra y un foniatra.
Disfonías funcionales, nódulos vocales	El tratamiento de las disfonías funcionales y los nódulos vocales generalmente se realiza mediante terapia fonoaudiológica. La terapia puede incluir ejercicios de respiración y fonación, educación vocal, cambios en el estilo de vida, control de factores ambientales y tratamiento farmacológico en casos necesarios. En algunos casos, puede ser necesario realizar una cirugía para extirpar los nódulos. La terapia fonoaudiológica es un componente clave en el tratamiento de estas disfonías, ya que ayuda a corregir las malas prácticas vocales y a mejorar la técnica vocal del paciente.

Parálisis laríngeas adquiridas	El tratamiento de las parálisis laríngeas adquiridas puede requerir terapia fonoaudiológica, tratamiento médico para tratar la causa subyacente (por ejemplo, reflujo gastroesofágico) o cirugía para mejorar la función vocal. En algunos casos, se puede utilizar una prótesis de glotis para mejorar la función vocal. La terapia fonoaudiológica puede incluir ejercicios para fortalecer los músculos laríngeos y mejorar la coordinación de la voz, así como técnicas de compensación vocal para ayudar al paciente a adaptarse a su nueva condición vocal.
Laringitis agudas	El tratamiento de la laringitis aguda generalmente incluye reposo vocal, hidratación adecuada, y medicamentos para aliviar los síntomas, como analgésicos y antiinflamatorios. En algunos casos, puede ser necesario administrar antibióticos si la causa es bacteriana. La mayoría de las laringitis agudas son de naturaleza viral y suelen resolverse en unos pocos días con el tratamiento adecuado.
Laringitis por RGE	El tratamiento de la laringitis por reflujo gastroesofágico implica el control de los síntomas del RGE con cambios en la dieta, medicamentos y cirugía en casos necesarios. El tratamiento médico también puede incluir medicamentos para reducir la producción de ácido en el estómago y para mejorar la motilidad esofágica. La terapia fonoaudiológica puede ser útil para mejorar la técnica vocal del paciente y reducir la inflamación laríngea.
Traumatismos laríngeos por iatrogenia y postintubación	El tratamiento de los traumatismos laríngeos por iatrogenia y postintubación depende de la gravedad del traumatismo. En algunos casos, puede ser necesario realizar

Las técnicas de respiración y vocalización en niños con disfonía pueden variar según la causa y la gravedad del trastorno. En general, el objetivo es mejorar la coordinación entre la respiración y la producción de la voz para reducir la tensión vocal y mejorar la calidad de la voz. Algunas técnicas comunes que se utilizan en la terapia logopédica incluyen:

- Respiración diafragmática: esta técnica enseña a los niños a respirar profundamente, utilizando el diafragma en lugar de los músculos del cuello y los hombros. Esto puede ayudar a reducir la tensión en los músculos vocales y mejorar la calidad de la voz.

- Técnicas de relajación: se pueden utilizar diversas técnicas de relajación para ayudar a los niños a reducir la tensión vocal, como ejercicios de estiramiento, masajes en la zona del cuello y los hombros, y técnicas de visualización.
- Ejercicios de vocalización: se pueden utilizar una variedad de ejercicios para trabajar en la producción vocal, como ejercicios de respiración y emisión de sonidos de manera controlada, ejercicios de entonación y tono, y ejercicios de articulación para trabajar la pronunciación de sonidos específicos.
- Educación vocal: es importante que los niños comprendan cómo funciona su voz y cómo pueden cuidarla para evitar lesiones o agravar el trastorno. Esto puede incluir información sobre cómo mantener una buena postura, cómo evitar la tensión vocal, y cómo mantener la hidratación adecuada para evitar la sequedad de la garganta.

Pautas de Higiene vocal infantil

Las pautas de higiene vocal para la disfonía infantil implican una serie de prácticas destinadas a prevenir o reducir los síntomas de esta condición. En primer lugar, se debe evitar los ambientes ruidosos que pueden obligar al niño a aumentar la intensidad de sus emisiones vocales. Además, se recomienda hablar despacio, rítmicamente y con pausas, evitando gritar o susurrar. Es importante evitar cualquier factor que pueda irritar las cuerdas vocales, como el humo, la polución o el polvo, y aumentar la humedad en el ambiente para evitar la sequedad causada por calefacciones o aire acondicionado.

También se aconseja impedir los cambios bruscos de temperatura y evitar alimentos o bebidas demasiado calientes o fríos. Se debe fomentar una alimentación regular, tanto en calidad como en cantidad, y una defecación adecuada. Además, el niño debe dormir un mínimo de 10 a 12 horas diarias para mantener su equilibrio físico y psíquico. Es importante tratar médica o quirúrgicamente todos los posibles focos de infección de las vías aéreas superiores, ya que pueden afectar a las cuerdas vocales y alterar el mecanismo de la respiración y la resonancia.

Se aconseja evitar cualquier situación que pueda alterar el equilibrio personal y el autocontrol mental del niño. Es recomendable acostumbrar al niño a que se despierte y bostece por la mañana, y dedique unos minutos a realizar algunas respiraciones profundas para comenzar bien el día. También es importante realizar la limpieza de la nariz con suero fisiológico y realizar vahos de agua para humidificar toda la mucosa respiratoria. Por último, se debe fomentar el consumo de 2-3 litros diarios de agua y mantener una postura corporal correcta, sin tensiones en cuello y cara.

Pautas de higiene vocal en disfonía infantil
Evitar ambientes ruidosos
Hablar despacio, rítmicamente y con pausas
Eliminar factores irritantes para las cuerdas vocales
Incrementar la humedad en el ambiente familiar
Evitar cambios bruscos de temperatura
No consumir alimentos o bebidas muy calientes o frías
Mantener una alimentación y defecación regulares
Proporcionar al niño un sueño regular y estable
Tratar médica o quirúrgicamente los posibles focos de infección de las vías aéreas
Evitar situaciones que alteren el equilibrio personal y el autocontrol mental
Despertar y bostezar por la mañana y realizar respiraciones profundas
Limpieza de la nariz con suero fisiológico
Realizar vahos de agua para humidificar la mucosa respiratoria
Consumir agua suficiente dependiendo del peso del niño diariamente
Mantener una postura corporal correcta sin tensiones en cuello y cara

Bibliografía

1. Green, M. C., & Mathieson, L. (2001). The voice and its disorders. In S. J. Ballenger (Ed.), Diseases of the nose, throat, ear, head, and neck (15th ed., pp. 221-245).
2. BC Decker. Isaacson, G. (1996). Developmental anatomy and physiology of the Larynx, trachea and esophagus. In C. D. Bluestone, & J. B. Snow (Eds.), Pediatric otolaryngology (3rd ed., pp. 1202-1211). W. B. Saunders.
3. Hirano, M., Kurita, S., & Nakashima, T. (1995). Growth, development and aging of the human vocal folds. In R. L. Dedo, & J. W. Ludlow (Eds.), Vocal Fold Physiology: Contemporary Research and Clinical Issues (pp. 22-43). Singular Publishing Group.
4. Titze, I. R. (2000). Principles of voice production. In R. Thayer Sataloff (Ed.), Professional Voice: The Science and Art of Clinical Care (3rd ed., pp. 165-176). Raven Press.
5. Wilson, D. K. (2009). Voice problems in children. In R. W. Wetmore (Ed.), Pediatric otolaryngology: Principles and practice pathways (2nd ed., pp. 98-117). Thieme.
6. Cohen, S. R., Thompson, J. W., Geller, K. A., & Bins, J. W. (1983). Voice changes in the pediatric patient: a differential diagnosis. Annals of Otology, Rhinology & Laryngology, 92, 437-442.
7. Smith, M. E., & Grey, S. D. (1996). Voice. In C. D. Bluestone, & J. B. Snow (Eds.), Pediatric otolaryngology (3rd ed., pp. 1261-1274). W. B. Saunders.
8. Block, B. B., & Brodsky, L. (2007). Hoarseness in children: the role of laryngopharyngeal reflux. International Journal of Pediatric Otorhinolaryngology, 71(9), 1361-1369. https://doi.org/10.1016/j.ijporl.2007.05.026
9. Zuraw, K., Cotton, S., Kelchner, L., Baker, S., Weinrich, B., & Lee, L. (2007). Pediatric Voice Handicap Index (pVHI): A new tool for evaluating pediatric dysphonia. International Journal of Pediatric Otorhinolaryngology, 71(1), 77-82. https://doi.org/10.1016/j.ijporl.2006.09.006
10. Isshiki, N., Okamura, H., Tanabe, M., & Marimoto, M. (1969). Differential diagnosis of hoarseness. Folia Phoniatrica, 21(1), 9-19. https://doi.org/10.1159/000263097
11. Jiménez, L., & Alvarez, G. (2007). Infecciones e Inflamaciones de la laringe y la traquea. In C. Cruz García (Ed.), Otorrinolaringología y cirugía de cabeza y cuello (2nd ed., pp. 421-431
12. Tasca, R. A., & Clarke, R. W. (2006). Papilomatosis respiratoria recurrente. Archivos de enfermedades en la infancia, 91(8), 689. doi: 10.1136/adc.2005.078808
13. Armstrong, L. R., Derkay, C. S., & Reeves, W. C. (1999). Resultados iniciales del registro nacional de papilomatosis respiratoria recurrente de inicio juvenil. Grupo de trabajo de PVP. Archives of Otolaryngology-Head & Neck Surgery, 125(7), 743-748. doi: 10.1001/archotol.125.7.743
14. Shah, K. V., Stern, W. F., Shah, F. K., et al. (1998). Factores de riesgo para la papilomatosis respiratoria recurrente de inicio juvenil. The Pediatric Infectious Disease Journal, 17(5), 372-376. doi: 10.1097/00006454-199805000-00005
15. Kashima, H. K., Shah, F., Lyles, A., et al. (1992). Una comparación de los factores de riesgo en la papilomatosis respiratoria recurrente de inicio juvenil y de inicio adulto. Laryngoscope, 102(9), 1029-1032. doi: 10.1288/00005537-199209000-00010

16. Quick, C. A., Watts, S. L., Krzyzek, R. A., & Faras, A. J. (1980). Relación entre condilomata y papilomata laríngea. Evidencia virológica clínica y molecular. Annals of Otology, Rhinology & Laryngology, 89(5 Pt 1), 467-472. doi:10.1177/000348948008900510

17. Silverberg, M. J., Thorsen, P., Lindeberg, H., et al. (2003). El condiloma en el embarazo es fuertemente predictivo de la papilomatosis respiratoria recurrente de inicio juvenil. Obstetrics & Gynecology, 101(4), 645-652. doi: 10.1016/s0029-7844(02)02763-2

18. Dedo, H. H., & Yu, K. C. (2001). Tratamiento con láser CO (2) en 244 pacientes con papilomas respiratorios. Laryngoscope, 111(9), 1639-1644. doi: 10.1097/00005537-200109000-00026

19. Parsons, D. S., & Bothwell, M. R. (2001). Excisión de papiloma por instrumentos alimentados: una alternativa a la terapia con láser para el papiloma respiratorio recurrente. Laryngoscope, 111(10), 1741-1746. doi: 10.1097/00005537-200110000-00013

20. Hartnick CJ, Boseley ME, Franco RA Jr, et al. Eficacia de tratar a niños con comisura anterior y papiloma respiratorio de pliegue vocal verdadero con el láser de colorante pulsado de 585 nm. Arch Otolaryngol Head Neck Surg 2007; 133: 127.

21. Derkay CS, Wiatrak B. Papilomatosis respiratoria recurrente: una revisión. Laringoscopio 2008; 118: 1236.

22. Lieder A, Khan MK, Lippert BM. Terapia fotodinámica para papilomatosis respiratoria recurrente. Cochrane Database Syst Rev 2014; : CD009810.

23. Pransky SM, Albright JT, Magit AE. Seguimiento a largo plazo de la papilomatosis respiratoria recurrente pediátrica manejada con cidofovir intralesional. Laringoscopio 2003; 113: 1583.

24. Mandell DL, Arjmand EM, Kay DJ, et al. Cidofovir intralesional para papilomatosis respiratoria recurrente pediátrica. Arch Otolaryngol Head Neck Surg 2004; 130: 1319.

25. McMurray JS, Connor N, Ford CN. Eficacia de cidofovir en papilomatosis respiratoria recurrente: un estudio aleatorizado, doble ciego, controlado con placebo. Ann Otol Rhinol Laryngol 2008; 117: 477.

26. Chadha NK, James A. Terapia antiviral adyuvante para la papilomatosis respiratoria recurrente. Cochrane Database Syst Rev 2012; 12: CD005053.

27. Sidell DR, Nassar M, Cotton RT, et al. Dosis altas de bevacizumab sublesional (avastina) para la papilomatosis respiratoria recurrente pediátrica. Ann Otol Rhinol Laryngol 2014; 123: 214.

28. Zeitels SM, Casiano RR, Gardner GM, et al. Gestión de problemas de voz comunes: informe del Comité. Otolaryngol Head Neck Surg 2002; 126: 333.

Dificultades en la alimentación neonatal por vía oral debido a trastornos de la succión y la deglución

El desarrollo y la coordinación adecuados de la succión, la deglución y la respiración son cruciales para una alimentación oral segura y exitosa en los recién nacidos. Cuando estas funciones se interrumpen, pueden surgir dificultades de alimentación, lo que aumenta el riesgo de complicaciones graves. Es importante identificar a los lactantes en riesgo para prevenir los trastornos de alimentación.

Este artículo explorará el desarrollo y la fisiología de la succión, la deglución y los mecanismos protectores aerodigestivos en los recién nacidos, así como el enfoque de evaluación y manejo para los bebés con problemas de alimentación causados por problemas de succión, deglución y coordinación. La disfunción de la deglución en lactantes mayores y niños se aborda por separado en otros artículos.

Los siguientes términos se utilizan para hablar sobre las dificultades de alimentación en los recién nacidos:
- Succión: Esto se refiere a la fase oromotora del ciclo de alimentación, donde los labios y la lengua producen un vacío parcial. La succión nutritiva consiste en extraer líquidos del pecho o del biberón de la madre, mientras que la succión no nutritiva ocurre cuando el bebé chupa un chupete o un dedo.
- Deglución: implica coordinar el movimiento del líquido desde la cavidad oral a través de la cavidad faríngea, pasando por las cuerdas vocales y hacia el esófago y el estómago.
- Disfagia: se define como dificultad o deglución anormal y se puede categorizar como disfagia orofaríngea o de transferencia y disfagia esofágica.
- Protección aerodigestiva: Es el movimiento coordinado de varios órganos anatómicos para garantizar una respiración segura durante la deglución, protegiendo las vías respiratorias. Involucra la nasofaringe, la orofaringe, la hipofaringe, el esófago y el estómago.

La alimentación oral exitosa en los recién nacidos requiere la coordinación de la succión, la deglución y el transporte seguro de la leche a través del tracto digestivo superior. La organización del desarrollo de este proceso comienza en el útero, pero es posible que la succión y la deglución maduras no estén completamente desarrolladas en los bebés muy prematuros (edad gestacional <32 semanas), lo que genera dificultades para alimentarse y un mayor riesgo de complicaciones.

Aquí hay una descripción general de los hitos del desarrollo:

Hitos del desarrollo	Rango de edad gestacional	Descripción
Deglución faríngea primitiva y movimientos de lengua anterior a posterior	18-24 semanas EG	Los primeros signos de movimientos de alimentación coordinados en el útero
Succión no nutritiva	26-29 semanas EG	El bebé puede succionar un chupete, pero aún no coordina la succión y la deglución.
Coordinación de succión, deglución y respiración; desarrollo de mecanismos protectores aerodigestivos adaptativos	32 semanas EG a término	Los bebés aprenden a coordinar la succión, la deglución y la respiración, y desarrollan mecanismos de protección para evitar la aspiración.
Succión rítmica y organizada.	34 semanas EG	El punto más temprano en el que los bebés pueden mantener una nutrición e hidratación completa por vía oral.
Coordinación normal de succión, deglución y respiración.	Término	Los bebés pueden coordinar estas funciones normalmente y pueden alimentarse por vía oral sin dificultad.

La succión es la fase oromotora del ciclo de alimentación en la que los labios y la lengua producen un vacío parcial. Se puede clasificar como succión no nutritiva o nutritiva.

- **Succión nutritiva:** requiere una integración y sincronización adecuadas de los movimientos de los labios, las mejillas, la lengua y el paladar para extraer la leche en la cavidad oral. La succión nutritiva madura implica una alternancia rítmica entre la succión y la expresión, y en los recién nacidos a término, esto suele estar completamente desarrollado.

En los bebés prematuros, las habilidades de succión nutritiva generalmente se desarrollan alrededor de las 33 a 34 semanas de edad posmenstrual (PMA). Aunque el patrón de succión en los bebés prematuros es similar al de los bebés a término, la succión inicial en los bebés muy prematuros se caracteriza por succión y/o expresión arrítmica. Con la maduración, la alternancia de succión y expresión gana ritmo y amplitud, lo que conduce a una alimentación más eficiente y rápida. Los bebés con succión inmadura que consiste solo en la capacidad de expresión pueden ser capaces de alimentarse con biberón antes de que puedan amamantar con éxito porque la succión es necesaria para amamantar para llevar la leche a la boca y/o evitar la retracción de la tetina.

- **Succión no nutritiva:** esto ocurre cuando el bebé succiona un chupete o un dedo y no transfiere leche. Aunque la succión no nutritiva madura antes que la succión nutritiva, no es un buen indicador de la capacidad del lactante para alimentarse por vía oral porque la deglución y el cierre laríngeo son mínimos. La succión no nutritiva reduce el estrés y promueve el aumento de peso, la maduración gastrointestinal y el crecimiento. Las ráfagas de succión y pausa son más breves y la frecuencia de succión es más rápida en comparación con la succión nutritiva.

Es importante señalar que una transición exitosa de la succión no nutritiva a la nutritiva depende de la maduración del lactante, la capacidad para coordinar la succión, la deglución y la respiración, y la presencia de mecanismos de protección.

La deglución segura en los recién nacidos involucra el movimiento coordinado de los músculos en el tracto digestivo superior, lo que resulta en el desarrollo de un bolo de líquido (leche humana o fórmula) y su movimiento desde la cavidad oral a través de la faringe contraída, a través de los componentes relajados del esófago superior. esfínter (UES), y en el esófago distal y el estómago. La deglución segura también implica mecanismos de protección aerodigestivos que evitan el reflujo hacia la nasofaringe y las vías respiratorias.

La deglución consta de tres fases que dan como resultado el proceso coordinado de mover un bolo desde la cavidad oral hasta el estómago:
- Fase preparatoria oral: Durante esta fase, se forma un bolo en la cavidad oral que tiene un tamaño adecuado para moverse a través de la faringe y el esófago.
- Fase faríngea: en esta fase, el bolo se transporta a través de la faringe y hacia el esófago mediante el peristaltismo faríngeo.
- Fase esofágica: en esta fase, las contracciones peristálticas del esófago impulsan el bolo a través del esófago distal hacia el estómago.

Los bebés prematuros pueden tener motilidad esofágica inmadura, con menos patrones motores peristálticos que se propagan y patrones inapropiados de motilidad esofágica, lo que puede retrasar su capacidad para alimentarse por vía oral.

La protección aerodigestiva de las estructuras orofaríngeas y de las vías respiratorias la proporcionan varios reflejos, que en conjunto evitan la propagación ascendente del bolo, favorecen la propulsión descendente del bolo para asegurar la limpieza esofágica y protegen las vías respiratorias.

Coordinación succión-deglución-respiración: La coordinación adecuada de la succión, la deglución y la respiración es crucial para una alimentación oral óptima en los recién nacidos, ya que minimiza el riesgo de aspiración y mantiene la respiración con efectos mínimos o nulos en el intercambio de aire.

La falta de coordinación entre estos procesos puede resultar en aspiración, episodios de desaturación de oxígeno, apnea y/o bradicardia.

La frecuencia respiratoria normal de los recién nacidos es de 40 a 60 respiraciones/minuto o de 1 a 1,5 ciclos/segundo. Durante una deglución, el flujo de aire se interrumpe, por lo que un aumento en la frecuencia de deglución o respiración puede resultar en una disminución del intercambio de gases ya que se dificulta la respiración. Por lo tanto, puede no ser seguro alimentar por vía oral a los bebés con dificultad respiratoria que presentan taquipnea.

Los problemas de alimentación en los recién nacidos debido a trastornos de la succión y la deglución pueden ser causados por una variedad de factores, que incluyen anomalías anatómicas, anomalías funcionales de la faringe o el esófago y prematuridad.

Etiología

Las anomalías anatómicas que afectan a cualquiera de las estructuras implicadas en la succión o la deglución pueden afectar negativamente a la alimentación oral, entre ellas:
- Anomalías craneofaciales (como los síndromes de Treacher y Robin Sequence)
- Hendiduras y membranas faríngeas (como labio y paladar hendido)
- Atresia esofágica o fístula traqueoesofágica
- Anomalías gastrointestinales (como onfalocele, gastrosquisis y estenosis pilórica hipertrófica)
- Compresión esofágica por presión externa de la tráquea o el bronquio izquierdo, agrandamiento de la aurícula izquierda o complicaciones poscirugía cardiotorácica.

Las anomalías funcionales de la faringe o el esófago también pueden causar dificultades para tragar. Estos pueden incluir obstrucción mecánica o funcional, dismotilidad, estasis y peristalsis retardada, enfermedad por reflujo gastroesofágico (ERGE) o trastornos neuromusculares.

Los trastornos neurológicos también pueden causar problemas de succión y deglución en los recién nacidos, que incluyen:
- Trastornos del sistema nervioso central, como lesiones congénitas del tronco encefálico (como el síndrome de Dandy-Walker), parálisis cerebral o complicaciones de la encefalopatía neonatal.
- Trastornos neuromusculares periféricos, como atrofia muscular espinal tipo 1, miopatías congénitas, miastenia gravis neonatal, botulismo infantil y trastornos

que se presentan con hipotonía neonatal (como Prader-Willi y síndrome de Down).

- Los bebés con sepsis y enfermedades metabólicas, incluidos los trastornos del metabolismo de los aminoácidos, los defectos del ciclo de la urea, la galactosemia y la hiperplasia suprarrenal congénita, también pueden experimentar un deterioro de la función de succión y deglución.

La prematuridad puede provocar dificultades de alimentación en los bebés, ya que aún no han desarrollado mecanismos maduros de succión y deglución, reflejos aerodigestivos adecuados y, a menudo, tienen una motilidad esofágica inmadura. Los bebés prematuros (EG <32 semanas) tienen un mayor riesgo de aspiración de leche antes, durante o después de la deglución. Las dificultades de alimentación debido a la mala coordinación de la succión y la deglución pueden persistir en los recién nacidos prematuros incluso a la edad equivalente a término.

Los bebés prematuros corren el riesgo de sufrir los siguientes tipos de aspiración de leche:

- **Aspiración predeglutoria:** la formación incorrecta de un bolo durante la fase motora oral puede provocar que el líquido sea empujado hacia la región orofaríngea mientras la glotis permanece abierta.
- **Aspiración intradeglutoria:** el cierre inadecuado de la laringe durante la deglución puede provocar la penetración de líquido en las vías respiratorias.
- **Aspiración posdeglutoria:** el líquido residual en las valléculas y los senos piriformes puede provocar aspiración cuando la laringe se vuelve a abrir después de la deglución.

Presentación clínica de los trastornos neonatales de la succión y la deglución	Signos y síntomas
Dificultades de alimentación	- Succión deficiente e incapacidad para prenderse correctamente al pecho de la madre. - Acumulación de leche en la boca y dificultad para iniciar la deglución. - Alimentación prolongada. - Irritabilidad, llanto o arqueamiento de la espalda como signos de incomodidad. - Episodio(s) de apnea, asfixia, cianosis u otro evento agudo durante la alimentación.
Babeo	

Síntomas o hallazgos respiratorios	- Tos crónica - Respiración ruidosa - Neumonía por aspiración - Signos de dificultad respiratoria durante la alimentación, como color de la piel que se vuelve azul u oscuro, o aumento de la frecuencia respiratoria
Fallo de Medro	

Diagnóstico

El objetivo de la evaluación diagnóstica es determinar la etiología subyacente de las dificultades de alimentación debido a la disfunción de la succión o la deglución (disfagia).

La evaluación inicial se basa en la historia, el examen físico y la observación del bebé mientras se alimenta. La necesidad y la elección de una evaluación diagnóstica adicional se guían por los resultados de la evaluación inicial o el entorno clínico.

La anamnesis y el examen físico son pasos importantes en la evaluación de los lactantes con dificultades para alimentarse debido a una disfunción de la succión o la deglución. El médico debe obtener un historial detallado de las dificultades de alimentación del lactante, incluido el inicio, la duración y los síntomas asociados. La historia también debe incluir información sobre factores maternos y gestacionales, antecedentes de nacimiento e historial médico. El examen físico debe incluir la evaluación de los signos vitales, el aspecto general, la cavidad oral, la cabeza y el cuello y el estado neurológico del lactante. La observación del bebé mientras se alimenta puede proporcionar información valiosa sobre la capacidad del bebé para succionar, tragar y respirar durante la alimentación.

Las siguientes son algunas herramientas y procedimientos de diagnóstico adicionales que se pueden usar para evaluar a los bebés con dificultades para alimentarse debido a la disfunción de la succión o la deglución:

- Estudio videofluoroscópico de deglución (VFSS): este es un procedimiento radiográfico que utiliza fluoroscopia para visualizar las fases oral y faríngea de la deglución del bebé en tiempo real. Durante el procedimiento, se alimenta al bebé con un material líquido o semisólido que contiene material de contraste, mientras el médico observa la deglución en un monitor. El VFSS puede proporcionar información sobre el momento y la coordinación de la deglución, así como la presencia de aspiración.
- Evaluación endoscópica de fibra óptica de la deglución (FEES): este procedimiento consiste en pasar un endoscopio de fibra óptica flexible a través de las fosas nasales del bebé para visualizar la faringe y la laringe durante la deglución. El médico puede observar la función de deglución del bebé mientras se le alimenta con un material líquido o semisólido. El FEES puede proporcionar información

sobre la presencia de anomalías faríngeas y laríngeas que pueden contribuir a las dificultades de alimentación.

- Monitoreo del pH esofágico: esta prueba mide la acidez del contenido del esófago del bebé durante un período de tiempo. La prueba puede ayudar a diagnosticar la enfermedad por reflujo gastroesofágico (ERGE) u otros trastornos que pueden contribuir a las dificultades de alimentación.
- Manometría: esta prueba mide la presión y la función del esófago del bebé y puede proporcionar información sobre la presencia de dismotilidad esofágica.

La elección de la(s) herramienta(s) de diagnóstico dependerá de la situación clínica específica y de la sospecha de etiología subyacente de las dificultades de alimentación del lactante.

Historia	Posibles causas o implicaciones
Historia materna	- La diabetes, la hipertensión, el uso de múltiples drogas y otras afecciones maternas pueden causar una alimentación deficiente debido a la disfunción autonómica - Se puede observar en bebés con síndrome de abstinencia neonatal (NAS), tono neuromuscular alterado y aquellos con aumento de la somnolencia
Historia prenatal	- El polihidramnios (volumen excesivo de líquido amniótico) puede deberse a una alteración de la deglución fetal de líquido amniótico, que puede observarse en fetos con anomalías obstructivas del tracto gastrointestinal o trastornos neuromusculares
Edad gestacional	- Los bebés prematuros (edad gestacional <32 semanas) tienen un mayor riesgo de dificultades de alimentación debido a la inmadurez de los mecanismos de succión y deglución
Historial de nacimiento	- La asfixia al nacer, el parto traumático y otros factores pueden contribuir a las dificultades de alimentación
Curso hospitalario neonatal	- Los antecedentes de intubación de las vías respiratorias y ventilación mecánica, sepsis, hemorragia intraventricular y cirugías cardiotorácicas, incluidas las ligaduras del conducto arterioso permeable, y aquellas por cardiopatía congénita, hipotiroidismo congénito o errores metabólicos congénitos, se asocian con dificultades de alimentación.

Síntomas durante la alimentación	- El cambio de color (azul), la tos o arcadas, la asfixia, el llanto (signo de incomodidad) o los cambios en el patrón respiratorio, o un evento aparentemente potencialmente mortal pueden sugerir una aspiración
Otros síntomas	- Babeo continuo (tragar mal), ruido anormal de las vías respiratorias superiores (defecto anatómico), control deficiente de la cabeza (hipotonía)
Crecimiento	- Un aumento de peso deficiente puede ser indicativo de dificultades de alimentación

Examen físico:

El examen físico debe ser completo y centrarse en las siguientes áreas:
1. Evaluación de parámetros de crecimiento como altura, peso y perímetro cefálico, y evaluación del aumento de peso a lo largo del tiempo.
2. Examen de la región de la cabeza y el cuello en busca de anomalías estructurales, como anomalías craneofaciales, paladar hendido y hendiduras faríngeas.
3. Examen de la cavidad bucal para evaluar la movilidad de la lengua, la capacidad de succión y la presencia de anomalías estructurales como un paladar arqueado alto.
4. Examen neurológico para la evaluación del nivel de conciencia, tono, reflejos y función motora del bebé. El examen debe incluir una evaluación de la succión, la búsqueda, el reflejo de Moro y el control de la cabeza y el cuello.
5. Evaluación de la función respiratoria, incluida la auscultación del tórax en busca de sonidos respiratorios anormales y la presencia de signos de dificultad respiratoria, como aumento de la frecuencia respiratoria, retracciones y aleteo nasal.
6. Examen del tracto gastrointestinal en busca de signos de distensión u organomegalia.
7. Evaluación del estado de hidratación, turgencia de mucosas y tensión de fontanelas.

Con base en la evaluación inicial y los hallazgos clínicos, se debe determinar la necesidad de una evaluación diagnóstica adicional.

La evaluación de la alimentación es un componente importante de la evaluación diagnóstica de los trastornos neonatales de succión y deglución. La evaluación debe evaluar las habilidades previas a la alimentación, la preparación para la alimentación oral y la capacidad para amamantar y alimentar con biberón. Lo mejor es que lo realice un médico con experiencia en la anatomía y fisiología de la succión, la deglución y la respiración durante la alimentación con leche materna o con biberón.

La prevalencia de dificultades de alimentación es alta para los bebés que son atendidos en la unidad de cuidados intensivos neonatales (UCIN). La evaluación inicial de los bebés en la NICU determina si los bebés individuales han alcanzado o no los hitos necesarios para una alimentación oral exitosa y segura.

Los siguientes criterios se utilizan para la evaluación de la alimentación neonatal:

- Preparación previa a la alimentación basada en la edad gestacional del bebé (EG) y la estabilidad médica del paciente. Los bebés de menos de 32 semanas de EG no tienen un desarrollo lo suficientemente maduro como para haber desarrollado una succión nutritiva, un requisito previo para una alimentación oral exitosa. Además, los bebés médicamente inestables (p. ej., aquellos que requieren ventilación mecánica) no son candidatos para la alimentación oral ya que no pueden proteger sus vías respiratorias.

- Los criterios de preparación oral incluyen estabilidad médica (p. ej., sin evidencia de dificultad respiratoria o inestabilidad cardiovascular), >33 a 34 semanas EG, nivel adecuado de excitación y la presencia de un patrón de succión no nutritivo (presión positiva de la mandíbula y la lengua sobre la chupete) y de succión (presión negativa en la cavidad oral generada por el movimiento de la mandíbula en un trayecto inferior-anterior).

La evaluación de la alimentación neonatal se lleva a cabo en los lactantes tanto para la alimentación con leche materna como con biberón. La evaluación debe ser realizada por un médico experimentado (p. ej., terapeutas ocupacionales y del habla). La evaluación incluye evaluar:

Evaluación	Descripción
Succión nutritiva	Basado en identificar la magnitud y las características temporales de la fisiología de la succión, así como el volumen y la tasa de ingesta de leche resultantes. Comienza con la evaluación del estado de alerta del bebé, los reflejos de búsqueda y las habilidades y el ritmo de succión. A esto le sigue una evaluación durante la lactancia o el biberón del pestillo, la presencia de ráfagas rítmicas de succión con pausas y la regulación de la respiración para evitar la aspiración.
Deglución faríngea	Incluye observar cualquier deglución faríngea retrasada o ausente, movimiento reducido del complejo hiolaríngeo y número excesivo de degluciones por bolo. Si alguno de estos hallazgos está presente, se justifica una evaluación adicional que incluye un estudio de deglución videofluoroscópico (VFSS) y una evaluación endoscópica de deglución con fibra óptica (FEES), que proporcionan una visualización directa de la deglución faríngea y el flujo del bolo.

Succión, deglución y coordinación respiratoria.	La evaluación clínica se basa en gran medida en la evaluación subjetiva de las respiraciones rítmicas y la estabilidad cardiopulmonar durante los impulsos de succión y las pausas durante la alimentación. La evidencia de mala coordinación incluye movimientos respiratorios paradójicos durante las ráfagas de succión y estridor o apnea prolongada durante la deglución. En algunas situaciones, la falta de coordinación puede provocar asfixia y tos, y en algunos bebés con bradicardia puede provocar palidez o cianosis.

Es posible que se justifiquen más pruebas en caso de hallazgos anormales durante la evaluación de la alimentación.

Entorno de cuidados no intensivos: para los bebés que no son atendidos en la UCIN, la evaluación de las dificultades de alimentación puede realizarla un médico de atención primaria o un especialista pediátrico, como un gastroenterólogo, un especialista en alimentación o un terapeuta ocupacional. La evaluación generalmente se basa en la observación directa de la alimentación, que incluye la evaluación del patrón de succión/deglución/respiración, la eficiencia y la resistencia durante la alimentación. Se debe realizar un historial médico completo, un examen físico y una evaluación del crecimiento antes de iniciar cualquier evaluación de alimentación. Si se identifican dificultades de alimentación significativas, puede ser necesaria la derivación a un especialista en alimentación o gastroenterólogo para una evaluación y manejo adicionales.

Manejo

Objetivo: el objetivo del plan de tratamiento es optimizar la alimentación mediante la promoción de las habilidades motoras orales en bebés en riesgo (p. ej., bebés prematuros, aquellos con trastornos neuromusculares y anomalías congénitas) y, si es necesario, proporcionar nutrición suplementaria a través de estrategias de alimentación alternativas para garantizar un crecimiento adecuado (p. ej., sonda de gastrostomía en lactantes con trastornos neuromusculares intratables). El enfoque de manejo también tiene como objetivo identificar las causas subyacentes que son corregibles (por ejemplo, labio hendido o paladar hendido).

Principios generales
- **Equipo multidisciplinar:** los recién nacidos con trastornos de la alimentación se benefician de un enfoque multidisciplinario, que puede incluir a los siguientes miembros del equipo:
  - •Nutricionista para realizar una evaluación dietética y hacer ajustes en la alimentación.
  - •Terapistas ocupacionales y del habla para evaluar la función oromotora y deglutoria y planificar una estrategia de alimentación.
  - •Psicólogo para evaluar el comportamiento materno-infantil y la interacción madre-bebé.

- o •Pediatra para coordinar y supervisar el equipo y dar seguimiento según sea necesario.
- o •Especialistas que son consultados para temas específicos que incluyen:
  - -Gastroenterólogo pediátrico para identificar trastornos gastrointestinales, si los hubiere, y desarrollar terapias específicas.
  - -Consultora de lactancia para temas de lactancia.
  - -Neumólogo para tratar enfermedades respiratorias relacionadas con la enfermedad por reflujo gastroesofágico (ERGE) o disfagia.
  - -Otorrinolaringólogo para el abordaje de patologías de vía aérea y faringe.
- **Manejo individualizado:** el enfoque de manejo de los trastornos de la alimentación en los recién nacidos debe individualizarse según el diagnóstico subyacente del bebé, la madurez y el conjunto de habilidades del bebé y de los padres/cuidadores. Es importante brindar educación y apoyo a la familia/cuidador para garantizar un manejo exitoso.
- **Duración del tratamiento:** la corrección de los trastornos de la alimentación puede llevar de semanas a meses. Es necesario un seguimiento regular para evaluar el progreso, el cumplimiento del tratamiento y revisar el plan de manejo según sea necesario.

Equipo de alimentación adaptable

En algunos casos, el uso de equipo de alimentación adaptativo puede ser útil para controlar el tamaño del bolo o la tasa de flujo de los lactantes con trastornos de la succión o la deglución alimentados con biberón. Esto incluye cambios en el tamaño y la consistencia de la tetina, el tamaño del orificio de la tetina y la compresibilidad del biberón. Los terapeutas del habla y ocupacionales pueden usar los resultados de una evaluación de alimentación o un estudio de deglución por videofluoroscopia (VFSS) para guiar las decisiones sobre el uso de equipos de alimentación adaptativos específicos.

Alimentación por gastrostomía: La alimentación por sonda de gastrostomía se considera para los bebés que no pueden tomar alimentos orales adecuados de manera segura para apoyar un crecimiento y desarrollo óptimos, incluidos los bebés que han dependido de la alimentación por sonda nasogástrica para proporcionar nutrientes esenciales. La alimentación por sonda de gastrostomía proporciona una alternativa segura y cómoda a la alimentación por sonda nasogástrica, que puede provocar complicaciones como molestias, irritación nasofaríngea, reflujo gastroesofágico (RGE), aumento de la resistencia de las vías respiratorias superiores y comportamientos de aversión a la alimentación, como agitación, arqueamiento, sacado de la lengua, náuseas y vómitos. Sin embargo, actualmente no existen pautas específicas para el momento de la inserción de sondas de gastrostomía en bebés que no pueden alimentarse por vía oral.

Grupos neonatales específicos

Recién nacidos prematuros: En los bebés prematuros, la implementación exitosa de la alimentación oral depende de la adquisición de las habilidades orales necesarias que indiquen que están listos para alimentarse (succión y búsqueda no nutritivas) y del desarrollo de reflejos protectores aerodigestivos durante la deglución a medida que el bebé madura. Los protocolos de alimentación que brindan una guía clara para el inicio (p. ej., preparación) y el avance de la alimentación oral han acortado el tiempo para lograr una alimentación oral completa exitosa tanto para lactantes prematuros alimentados con leche materna como con fórmula.

Labio o paladar hendido: Los bebés con labio hendido o paladar hendido tienen dificultad para producir la presión negativa necesaria para extraer la leche en la cavidad bucal. Los bebés alimentados con biberón pueden alimentarse de manera más eficiente si usan una tetina blanda (más fácil de comprimir) con un orificio grande para mejorar el flujo. Además, se puede usar un biberón flexible (que se puede apretar) para mejorar el flujo de leche según sea necesario. Los bebés que deseen amamantar deben ser referidos a un especialista en lactancia para que les ayude con la posición del bebé y el manejo/extracción de la leche. La información sobre la lactancia materna para bebés con labio y paladar hendido se proporciona mediante una guía para bebés lactantes con labio hendido y paladar hendido de la Academy of Breastfeeding Medicine.

Cuando se alimenta a un bebé con paladar hendido, puede ser necesario usar una tetina especial para facilitar la alimentación. Aquí hay algunos tipos de tetinas que pueden ser útiles:
1. Tetinas especiales para paladares hendidos: Estas tetinas están diseñadas específicamente para bebés con paladares hendidos y tienen una forma especial para ayudar a sellar el área afectada del paladar.
2. Tetinas ortodónticas: Estas tetinas están diseñadas para imitar la forma del pezón de la madre durante la lactancia. Pueden ayudar a promover un buen desarrollo oral y dental, lo que es especialmente importante para bebés con paladares hendidos.
3. Tetinas de flujo lento: Estas tetinas tienen un flujo más lento que las tetinas regulares, lo que puede ser útil para bebés con paladares hendidos que pueden tener dificultades para succionar y tragar.
4. Tetinas de cuello ancho: Las tetinas de cuello ancho pueden ser más fáciles de sujetar para los bebés con paladares hendidos, lo que puede hacer que la alimentación sea más cómoda.

Para los bebés con trastornos de la deglución graves e intratables, se recomienda la alimentación por sonda de gastrostomía como una estrategia de alimentación a largo plazo para proporcionar una terapia óptima para los pacientes que no pueden alimentarse por vía oral de manera adecuada y segura.

Tipo de bebé	Recomendaciones de alimentación
Alimentado con biberón	- Use una tetina blanda con un orificio grande para mejorar el flujo. - Considere usar un biberón flexible (que se pueda apretar) para mejorar el flujo de leche según sea necesario.
Amamantado	- Evaluar individualmente su capacidad para generar suficiente succión para una lactancia exitosa. - Consulte a un especialista en lactancia para obtener ayuda con respecto a la posición del bebé y el manejo/extracción de la leche. - Consulte una guía para lactantes con labio y paladar hendidos de la Academy of Breastfeeding Medicine, si corresponde.

Diferencias funcionales entre la deglución por alimentación natural y artificial en neonatos:

Característica	Alimentación Natural	Alimentación Artificial
Mecánica de la alimentación	El neonato succiona y traga la leche materna o fórmula de una botella o del pecho de la madre	La leche se introduce directamente en el estómago a través de un tubo nasogástrico o gastrostomía
Coordinación	La succión, la deglución y la respiración deben estar coordinadas para evitar la aspiración	La alimentación debe ser administrada lentamente para permitir una adaptación progresiva del sistema digestivo del neonato
Volumen de la alimentación	El volumen de la alimentación puede variar según la capacidad del neonato para succionar y tragar	El volumen de la alimentación se determina por la frecuencia y cantidad de la alimentación programada
Sensaciones bucales	El neonato experimenta las sensaciones orales de la leche, incluyendo sabor, textura y temperatura	El neonato no experimenta las sensaciones orales de la leche
Ritmo alimentario	El neonato puede ajustar su ritmo alimentario a su nivel de hambre y saciedad	El ritmo alimentario se determina por la frecuencia y cantidad de la alimentación programada

Característica	Alimentación Natural	Alimentación Artificial
Riesgos para la salud	El riesgo de aspiración puede ser mayor si el neonato tiene dificultades para succionar y tragar	El riesgo de infección puede aumentar debido a la presencia de un tubo
Habilidades orales y de lenguaje	La succión y la deglución son habilidades orales importantes que pueden afectar el desarrollo del habla y el lenguaje	La alimentación artificial no afecta directamente las habilidades orales y de lenguaje del neonato
Desarrollo cognitivo	La experiencia de succionar y tragar la leche puede ayudar al neonato a desarrollar habilidades cognitivas y sociales	La alimentación artificial no tiene un impacto directo en el desarrollo cognitivo del neonato

Resultado a largo plazo

Los resultados a largo plazo de las funciones de alimentación oral deterioradas en la vida temprana aún no están claros. Una revisión retrospectiva de 117 bebés encontró que 31 fueron dados de alta con alimentación por gastrostomía y tenían más probabilidades de tener puntuaciones compuestas más bajas en las pruebas de cognición, comunicación y función motora que aquellos que fueron dados de alta con alimentación oral. Sin embargo, es importante tener en cuenta que estos pacientes también tenían más probabilidades de nacer a una edad gestacional más temprana y tener condiciones comórbidas como displasia broncopulmonar y hemorragia intraventricular, lo que podría haber contribuido a sus retrasos en el desarrollo.

Puntos clave

1. Los recién nacidos con trastornos de succión y deglución pueden experimentar dificultad para alimentarse y aumentar de peso.
2. Se recomienda un enfoque multidisciplinario para el diagnóstico y el manejo, que incluya médicos como terapeutas ocupacionales y del habla, pediatras y especialistas en nutrición, gastroenterología, neumología y otorrinolaringología.
3. Se deben evaluar los criterios de preparación para la alimentación y preparación oral para determinar si un lactante está listo para la alimentación oral.
4. Se debe evaluar la coordinación de la succión nutritiva, la deglución faríngea y la succión-deglución-respiración para identificar cualquier dificultad de alimentación.
5. El equipo de alimentación adaptable puede ser útil para los bebés con trastornos de la succión o la deglución que se alimentan con biberón.
6. La alimentación por sonda de gastrostomía se puede recomendar como una estrategia de alimentación a largo plazo para bebés con disfagia persistente o aquellos con una afección subyacente intratable.
7. Los resultados a largo plazo del deterioro de las funciones de alimentación oral en los primeros años de vida siguen siendo inciertos.

Bibliografía

1. Pineda R, Prince D, Reynolds J, et al. (2020). Preterm infant feeding performance at term equivalent age differs from that of full-term infants. J Perinatol, 40, 646.
2. American Speech-Language Hearing Association. (2015). Pediatric dysphagia. Retrieved from http://www.asha.org/PRPSpecificTopic.aspx?folderid=8589934965&section=Assessment
3. Hoogewerf M, Ter Horst HJ, Groen H, et al. (2017). The prevalence of feeding problems in children formerly treated in a neonatal intensive care unit. J Perinatol, 37, 578.
4. Jadcherla SR, Dail J, Malkar MB, et al. (2016). Impact of Process Optimization and Quality Improvement Measures on Neonatal Feeding Outcomes at an All-Referral Neonatal Intensive Care Unit. JPEN J Parenter Enteral Nutr, 40, 646.
5. Linscheid TR, Budd KS, Rasnake L. (2003). Pediatric feeding disorders. In: Handbook of Pediatric Psychology, 3rd ed, Roberts MC (Ed), Guilford Press, New York.
6. Hillemeier AC. (1996). Gastroesophageal reflux. Diagnostic and therapeutic approaches. Pediatr Clin North Am, 43, 197.
7. Tsou VM, Bishop PR. (1998). Gastroesophageal reflux in children. Otolaryngol Clin North Am, 31, 419.
8. Jadcherla SR. (2003). Manometric evaluation of esophageal-protective reflexes in infants and children. Am J Med, 115 Suppl 3A, 157S.
9. Gupta A, Jadcherla SR. (2006). The relationship between somatic growth and in vivo esophageal segmental and sphincteric growth in human neonates. J Pediatr Gastroenterol Nutr, 43, 35.
10. Kahrilas PJ, Ghosh SK, Pandolfino JE. (2008). Challenging the limits of esophageal manometry. Gastroenterology, 134, 16.
11. Lau C, Hurst N. (1999). Oral feeding in infants. Curr Probl Pediatr, 29, 105.
12. Jadcherla SR, Peng J, Moore R, et al. (2012). Impact of personalized feeding program in 100 NICU infants: pathophysiology-based approach for better outcomes. J Pediatr Gastroenterol Nutr, 54, 62.
13. Meier PP, Brown LP, Hurst NM, et al. (2000). Nipple shields for preterm infants: effect on milk transfer and duration of breastfeeding. J Hum Lact, 16, 106.
14. Als H. (1986). A synactive model of neonatal behavior organization: framework for the assessment of neurobehavioral development in the preterm infant and for support of infants and parents in the neonatal intensive care environment. Phys Occup Ther Pediatr, 6, 3.
15. Bingham, P. M., Ashikaga, T., & Abbasi, S. (2010). Prospective study of non-nutritive sucking and feeding skills in premature infants. Archives of Disease in Childhood-Fetal and Neonatal Edition, 95(F194).
16. Bessell, A., Hooper, L., Shaw, W. C., Reilly, S., & Reid, J. (2011). Feeding interventions for growth and development in infants with cleft lip, cleft palate or cleft lip and palate. Cochrane Database of Systematic Reviews, (2), CD003315.
17. Jadcherla, S. R., Khot, T., Moore, R., Malkar, M. B., & Gulati, I. K. (2017). Feeding methods at discharge predict long-term feeding and neurodevelopmental

outcomes in preterm infants referred for gastrostomy evaluation. The Journal of Pediatrics, 181, 125-130.

18. Jadcherla SR. (2012). Normal Deglutition: Pharyngeal phase of deglutition: Nascent pharynx, physiology, and reflexes. In: Principles of deglutition: A multidisciplinary text for swallowing and its disorders, Shaker R, Postma G, Belafsky P, Eastering C (Eds), Springer Science and Business Media.

19. Jadcherla SR. (2012). Normal Deglutition: Esophageal phase of deglutition: Nascent esophagus, sensory-motor physiology during maturation. In: Principles of deglutition: A multidisciplinary text for swallowing and its disorders, Shaker R, Postma G, Belafsky P, Eastering C (Eds), Springer Science and Business Media.

20. Lau C, Kusnierczyk I. (2001). Quantitative evaluation of infant's nonnutritive and nutritive sucking. Dysphagia, 16, 58.

Disfagia en niños

La disfagia en niños se refiere a dificultades para tragar alimentos o líquidos de manera adecuada. Puede ser un problema temporal o persistente y afectar a niños de todas las edades, desde recién nacidos hasta adolescentes.

Las causas de la disfagia en niños pueden ser diversas, incluyendo malformaciones congénitas, trastornos neuromusculares, lesiones en la cabeza y cuello, problemas de desarrollo, enfermedades crónicas, entre otras.

Los síntomas de la disfagia en niños pueden incluir tos o atragantamiento durante las comidas, dificultad para masticar o tragar, babeo excesivo, rechazo a ciertos alimentos o líquidos, pérdida de peso y dificultad para hablar.

Según datos de la Sociedad Española de Gastroenterología, Hepatología y Nutrición Pediátrica (SEGHNP), la disfagia en niños es una condición relativamente común, que afecta aproximadamente al 10% de los niños menores de tres años y al 7% de los niños mayores de tres años.

Estos porcentajes pueden variar dependiendo de la causa subyacente de la disfagia, así como de la edad y la salud general del niño. Es importante que los padres y cuidadores estén atentos a cualquier signo de disfagia en los niños y se comuniquen con un profesional de la salud si tienen alguna preocupación.

Fisiología de la deglución

La deglución es un proceso esencial para el transporte de los alimentos desde la cavidad oral hasta el estómago, evitando la aspiración de los mismos hacia la vía aérea. Para lograr una deglución adecuada, se requiere de una coordinación precisa entre las fases oral y faríngea, que permiten el inicio oportuno del reflejo faríngeo en respuesta al movimiento del bolo alimenticio. La complejidad de la deglución radica en la interacción de los nervios craneales y músculos de la cavidad oral, faríngea y esófago proximal, que permiten el paso del bolo sin aspiración.

La deglución se divide en cuatro fases: preparatoria, oral, faríngea y esofágica, que se basan en las características anatómicas y funcionales. En los niños sanos, la cavidad oral realiza cambios en el tamaño, forma, volumen, pH, temperatura y consistencia de los alimentos, para proporcionar una deglución más adecuada.

Durante la fase faríngea, la deglución es un reflejo que involucra una secuencia de movimientos coordinados, incluyendo la elevación de la faringe y la laringe, seguida de una onda peristáltica que impulsa el alimento hacia el esófago con alta velocidad. El músculo cricofaríngeo del esfínter esofágico superior (EES) se relaja durante 500ms, coincidiendo con la deglución y el paso del bolo. El paso a través del esófago hasta el estómago se realiza mediante peristaltismo.

El EES es una zona de alta presión ubicada en la región distal de la hipofaringe, formado por músculo estriado, que se relaja solo en el momento de la deglución, el vómito y los eructos. El músculo cricofaríngeo es estructural y bioquímicamente diferente de la musculatura de la faringe y del esófago, siendo más elástico y compuesto por fibras de tamaño variable no orientadas de forma paralela.

La deglución es un proceso altamente regulado por la inervación nerviosa del EES y otros músculos involucrados en el proceso. El músculo cricofaríngeo está inervado por el nervio vago en sus ramas faringoesofágicas, laríngea superior y ramas recurrentes laríngeas, así como por el glosofaríngeo y los nervios vegetativos simpáticos del ganglio craneal cervical. La información sensitiva del EES llega por el nervio glosofaríngeo y el sistema motor simpático, y responde tanto al volumen por aire como por líquidos. Además, la deglución puede ser iniciada por diferentes vías nerviosas, incluyendo la corteza cerebral y los receptores periféricos de la boca y la faringe.

El centro de la deglución integra los impulsos aferentes y coordina la actividad de los núcleos motores del quinto, séptimo, décimo y duodécimo nervios craneales. Inhibirán igualmente la respiración durante la deglución. La deglución puede ser iniciada por estímulo de la región orofaríngea inervada por ramas del glosofaríngeo o por los nervios laríngeo superior y laríngeo recurrente del vago. Las fibras sensoriales hacen la sinapsis en el núcleo del tracto solitario.

Todas las fases de la deglución pueden ser modificadas por un control sensitivo, aunque cada fase en diferente grado.

Fisiopatología de la disfagia

En la edad pediátrica, las alteraciones de la deglución suelen ser un síntoma de diversas entidades, incluyendo condiciones que pueden ser potencialmente mortales si comprometen la vía aérea. Las complicaciones de la deglución pueden tener efectos respiratorios, como la apnea, que pueden provocar bradicardia, espasticidad bronquial, bronquitis, atelectasia e incluso neumonías crónicas y recurrentes. Además, algunos pacientes pueden tener dificultades para proteger la vía aérea de las secreciones orales, especialmente aquellos con reflujo gastroesofágico (RGE), lo que puede provocar una mayor complicación en la deglución.

La sialorrea, o babeo constante, es otra complicación de la deglución en niños. Aunque es normal en niños hasta los 24 meses de edad, puede ser un signo de problemas en la fase oral de la deglución en niños mayores. Esta situación puede verse en parálisis cerebral, parálisis facial, enfermedades neuromusculares periféricas y retraso mental severo.

Es importante tener en cuenta que la evaluación temprana y el tratamiento adecuado de las alteraciones de la deglución son fundamentales para prevenir complicaciones graves y mejorar la calidad de vida del paciente. En muchos casos, se requiere un enfoque multidisciplinario, que puede incluir la intervención de especialistas en otorrinolaringología, gastroenterología, neurología, fisioterapia y terapia del habla y del lenguaje. Además, se pueden utilizar diversas técnicas, como la modificación de la consistencia y la textura de los alimentos, la terapia posicional y la estimulación sensorial, para ayudar a mejorar la función de la deglución en los niños con alteraciones.

Tipos de disfagia en niños

Existen dos tipos principales de disfagia en niños: la disfagia orofaríngea y la disfagia esofágica.

La disfagia orofaríngea ocurre cuando hay dificultades en el proceso de masticación, formación del bolo alimenticio y tránsito del mismo hacia la faringe y el esófago. Las causas pueden ser variadas, como problemas neurológicos, malformaciones congénitas o traumatismos. Los síntomas incluyen tos o atragantamiento durante las comidas, dificultad para tragar, babeo excesivo, rechazo a ciertos alimentos o líquidos, y pérdida de peso.

Por otro lado, la disfagia esofágica se produce cuando hay dificultades en el tránsito del bolo alimenticio por el esófago. Las causas pueden ser malformaciones congénitas, enfermedades crónicas, lesiones o tumores en el esófago. Los síntomas incluyen dolor al tragar, sensación de obstrucción al tragar, regurgitación de alimentos o líquidos, y pérdida de peso.

Es importante identificar el tipo de disfagia que presenta el niño para poder brindar un tratamiento adecuado y efectivo. Los profesionales de la salud, como médicos especialistas en gastroenterología y terapeutas del habla y del lenguaje, pueden ayudar en el diagnóstico y tratamiento de la disfagia en niños.

Causas de disfagia en el niño	Tipo de disfagia producida	Descripción/Características
Amenazantes para la vida		
Cuerpo extraño esofágico	Mecánica	Obstrucción causada por un objeto extraño en el esófago
Síndrome de Stevens-Johnson	Mecánica	Trastorno cutáneo grave que afecta las mucosas, incluida la del tracto digestivo
Ingestión de cáustico	Mecánica	Lesiones en el tracto digestivo debido a la ingesta de sustancias corrosivas
Absceso retrofaríngeo	Mecánica	Acumulación de pus en la región retrofaríngea que puede dificultar la deglución
Epiglotitis	Mecánica	Inflamación aguda de la epiglotis que puede bloquear la vía aérea y dificultar la deglución

Causas de disfagia en el niño	Tipo de disfagia producida	Descripción/Características
Infecciones del SNC	Neurogénica	Infecciones que afectan el sistema nervioso central y alteran la función neurológica de la deglución
Dificultad para deglutir	Neurogénica	Problemas en el proceso de deglución debido a alteraciones neurológicas
Tétanos	Neurogénica	Infección bacteriana que provoca rigidez muscular y puede afectar la deglución
Difteria	Mecánica	Infección bacteriana que produce una pseudomembrana en la garganta, dificultando la deglución
Poliomielitis	Neurogénica	Infección viral que afecta el sistema nervioso central y puede alterar la función neurológica de la deglución
Tumor de SNC	Neurogénica	Crecimiento anormal de células en el sistema nervioso central que puede afectar la deglución
Perforación esofágica	Mecánica	Rotura del esófago que dificulta la deglución
Comunes		
Estomatitis	Mecánica	Inflamación de la mucosa bucal
Faringitis infecciosa	Mecánica	Inflamación de la faringe causada por una infección
Absceso periamigdalino	Mecánica	Acumulación de pus cerca de las amígdalas que dificulta la deglución
Esofagitis	Mecánica	Inflamación del esófago
Reacción distónica	Mecánica	Contracción muscular involuntaria que puede afectar la deglución
Traumatismo orofaríngeo	Mecánica	Lesión en la región orofaríngea que dificulta la deglución
Otros		
Acalasia	Mecánica	Trastorno del movimiento esofágico que dificulta el paso del bolo alimenticio a través del esfínter esofágico inferior
Enfermedades reumatológicas	Mecánica	Trastornos autoinmunitarios que afectan las articulaciones y tejidos, pudiendo dificultar la deglución
Miastenia gravis	Neurogénica	Enfermedad neuromuscular que debilita los músculos voluntarios, incluidos los involucrados en la deglución

Causas de disfagia en el niño	Tipo de disfagia producida	Descripción/Características
Enfermedad de Crohn	Mecánica	Enfermedad inflamatoria intestinal que puede afectar cualquier parte del tubo digestivo, incluido el esófago
Bocio	Mecánica	Agrandamiento anormal de la glándula tiroides que puede ejercer presión sobre el esófago y dificultar la deglución
Tumor esofágico	Mecánica	Crecimiento anormal de células en el esófago que puede obstruir o dificultar la deglución
Anillo vascular	Mecánica	Anomalía en la estructura de los vasos sanguíneos cercanos al esófago que puede comprimirlo y dificultar la deglución

Causas potencialmente letales de disfagia en niños

Causas Potencialmente Letales	Tipo de disfagia	Características y síntomas asociados
Cuerpo extraño esofágico	Mecánica	Imposibilidad para la deglución, sialorrea, incapacidad para la ingesta de líquidos, síntomas respiratorios como estridor, sibilancias y sensación de asfixia.
Ingestión de cáusticos	Mecánica	Disfagia con babeo, quemazón oral, dolor retroesternal o abdominal, hematemesis, sintomatología respiratoria como estridor, ronquera, aleteo nasal y signos de distrés respiratorios, epiglotitis química y perforación esofágica con mediastinitis.
Síndrome de Stevens-Johnson (necrólisis epidérmica tóxica)	Mecánica	Babeo y disfagia producidos por descamación de la mucosa orofaríngea severa, afectación grave de la piel y mucosas, afectación de varios órganos, incluidos el árbol traqueobronquial.
Absceso retrofaríngeo	Mecánica	Disfagia, odinofagia, babeo, dolor a la extensión del cuello, tortícolis, dificultad respiratoria con estridor y aparición de una masa con hinchazón del cuello y adenopatías.
Epiglotitis	Mecánica	Disfagia con babeo, fiebre elevada, odinofagia con dolor de garganta severo y sensación de angustia intensa, pérdida de reflejo nauseoso, emergencia médica que obliga a una actuación rápida y cuidadosa.

Causas Potencialmente Letales	Tipo de disfagia	Características y síntomas asociados
Infecciones del sistema nervioso central	Neurogénica	Embotamiento o coma, pérdida de reflejo nauseoso y disfagia, dificultad para deglutir, fiebre, alteraciones del estado mental, convulsiones y/o signos neurológicos focales.
Alteración de la deglución	Neurogénica	Mala coordinación de la deglución, posibilidad de aspiración pulmonar con saliva o alimentos, dificultad respiratoria y signos de neumonía por aspiración.
Tétanos	Neurogénica	Disfagia y trismos acompañados de rigidez de nuca, el opistótonos y la risa sardónica.
Difteria	Mecánica	Deglución no coordinada con disfagia, obstrucción de la vía aérea superior y aspiración.
Poliomielitis	Neurogénica	Disfagia, disartria y dificultad para manejar las secreciones.
Tumores del sistema nervioso central	Neurogénica	Disfagia, babeo, diplopía y parálisis facial dependiendo de la localización de los tumores.
Perforación esofágica	Mecánica	Disfagia con dolor en cuello o pecho, disnea, hematemesis y posteriormente fiebre, enfisema subcutáneo y shock séptico en poco tiempo.

Afecciones comunes

Enfermedad	Síntomas	Características y síntomas asociados
Estomatitis	Disfagia, fiebre, vesiculas orales, lesiones en manos, pies y nalgas	Inflamación y úlceras en la boca, dolor oral, irritabilidad, pérdida de apetito y malestar general
Faringitis infecciosa	Disfagia, faringitis	Dolor de garganta, fiebre, ganglios linfáticos inflamados en el cuello, dificultad para tragar, malestar general, dolor de cabeza y tos
Absceso periamigdalino	Sialorrea, babeo, disfagia, amígdalas inflamadas	Dolor intenso en un lado de la garganta, fiebre alta, mal aliento, rigidez en el cuello, voz gangosa y desviación del paladar hacia un lado

Enfermedad	Síntomas	Características y síntomas asociados
Esofagitis	Disfagia, complicación del RGE	Dolor en el pecho, regurgitación ácida, náuseas, vómitos, pérdida de peso involuntaria, ardor de estómago y dolor al tragar
Espasmos distónicos	Disfagia	Movimientos musculares involuntarios, posturas anormales, espasmos musculares dolorosos, dificultad para hablar y trastornos del movimiento
Traumatismos orofaríngeos	Herida penetrante de orofaringe	Dolor, sangrado, dificultad para respirar y tragar, deformidad de la estructura anatómica, y posibles infecciones secundarias
Acalasia	Disfagia a sólidos y líquidos	Dolor en el pecho, regurgitación de alimentos no digeridos, pérdida de peso involuntaria, tos nocturna y sensación de que los alimentos se atascan

Otras condiciones

Enfermedad	Características	Síntomas asociados
Enfermedades reumáticas	Alteraciones en la motilidad esofágica y RGE, debilidad del paladar y músculo cricofaríngeo, disfagia a sólidos y líquidos	Dificultad para tragar alimentos y líquidos, reflujo gastroesofágico, regurgitación de alimentos, dolor de pecho y náuseas.
Miastenia gravis	Disminución de la fuerza muscular, especialmente en la musculatura facial, incluyendo disfagia y ptosis	Dificultad para tragar, debilidad y fatiga muscular, diplopía, voz nasal, dificultad para respirar y hablar, dificultad para mantener los ojos abiertos.
Enfermedad de Crohn	Inflamación del esófago, que puede llevar a la formación de úlceras y cicatrices, causando disfagia y odinofagia	Dolor al tragar alimentos, dificultad para tragar sólidos y/o líquidos, sensación de obstrucción en la garganta y acidez estomacal.
Enfermedades tiroideas	Bocio que puede desplazar el esófago y los vasos sanguíneos, y comprimir el	Dificultad para tragar, sensación de presión en la garganta, tos, ronquera y dolor de garganta.

Enfermedad	Características	Síntomas asociados
	esófago en crecimientos bilaterales	
Tumores esofágicos	Adenocarcinomas o leiomiomas pueden causar disfagia para sólidos superiores a los líquidos en los niños	Dificultad para tragar alimentos sólidos y/o líquidos, pérdida de peso, dolor torácico, sensación de obstrucción en el pecho y vómitos.
Anillo vascular o compresión extrínseca	Anomalías vasculares que rodean la tráquea e inducen la aparición de disfagia, dificultades en la alimentación y vómitos	Compresión extrínseca de tumores mediastínicos puede comprometer la motilidad esofágica, dificultad respiratoria, estridor, sibilancias y ansiedad. Pacientes con síndrome de la cava superior pueden causar estridor, hinchazón de las vías respiratorias y edema cerebral.

Disfagia orofaríngea

La disfagia orofaríngea puede ser un trastorno grave que afecta la fase oral y faríngea de la deglución, causando complicaciones como neumonía aspirativa, deshidratación y desnutrición. Por lo tanto, es fundamental que se identifiquen los niños en riesgo de disfagia, se realicen las pruebas complementarias adecuadas y se establezca un plan de manejo multidisciplinario. Los síntomas que pueden indicar disfagia orofaríngea en niños incluyen fraccionamiento de las tomas o ingestas prolongadas, tos o atragantamientos durante la alimentación, babeo continuo o sintomatología respiratoria de repetición.

Es más común en recién nacidos prematuros y en niños con patología neurológica de base, con una prevalencia del 85% en pacientes con parálisis cerebral. Para diagnosticar la disfagia, se pueden realizar pruebas como el test del agua y la prueba de viscosidad-volumen, y técnicas como la fibroendoscopia de la deglución y la videofluoroscopia. La manometría de alta resolución combinada con impedancia también se ha considerado útil para valorar el riesgo de aspiración en pacientes con disfagia orofaríngea.

Test del agua

El test del agua es una prueba diagnóstica utilizada en la evaluación de la disfagia orofaríngea en la cual se le pide al paciente que beba agua en diferentes volúmenes y se observa su capacidad para tragar sin presentar problemas. Durante el test se presta atención a cualquier síntoma o signo de disfagia, como tos, atragantamiento, deglución fraccionada o dificultad para tragar. Además, se evalúa la fuerza y resistencia de la lengua y los maxilares, así como el reflejo palatal y el sello palatogloso.

El test del agua puede ser utilizado como una herramienta inicial para identificar la presencia de disfagia orofaríngea en niños con síntomas como fraccionamiento de las tomas, ingestas prolongadas, tos o atragantamientos asociados a la alimentación, babeo continuo o sintomatología respiratoria de repetición. Sin embargo, es importante tener en cuenta que esta prueba no es suficiente para realizar un diagnóstico completo de la disfagia, por lo que pueden ser necesarias otras pruebas complementarias como la fibroendoscopia de la deglución o la videofluoroscopia para una evaluación más completa y precisa.

Prueba de viscosidad-volumen

La prueba de viscosidad-volumen es una técnica utilizada en la evaluación de la disfagia orofaríngea. Consiste en la administración progresiva de diferentes texturas (néctar, miel, pudding) en volúmenes crecientes (5, 10 y 20 ml) según la eficacia y seguridad de la deglución. Durante la prueba, se observa si el paciente presenta síntomas como tos, deglución fraccionada, disfonía o babeo, lo que puede indicar la presencia de disfagia orofaríngea.

Además, esta prueba se puede realizar con pulsioximetría para detectar si se producen desaturaciones (disminución de la cantidad de oxígeno en la sangre) como dato indirecto de aspiración. La prueba de viscosidad-volumen es una técnica útil y segura para evaluar la capacidad de deglución y para establecer el tipo de textura y volumen de alimento más seguro y efectivo para el paciente con disfagia.

La prueba de viscosidad-volumen modificada con nasofibroscopia es una técnica que permite evaluar la deglución en pacientes con disfagia orofaríngea mediante la administración de diferentes consistencias de líquidos y alimentos. A diferencia de la videofluoroscopia, esta técnica utiliza una fibra óptica para visualizar el paso del bolo alimenticio desde la boca hasta la faringe y detectar cualquier tipo de aspiración.

El procedimiento se realiza colocando una sonda nasofaríngea con una cámara en su extremo en la nariz del paciente. A través de esta sonda se introduce el alimento o líquido en diferentes viscosidades y volúmenes mientras se realiza la observación de la deglución en tiempo real a través de la cámara.

La prueba de viscosidad-volumen modificada con nasofibroscopia permite evaluar la presencia y gravedad de la disfagia, identificar las consistencias de líquidos y alimentos que el paciente puede tolerar, y proporcionar información valiosa para el desarrollo de un plan de tratamiento individualizado. También puede ayudar a identificar la presencia de aspiración silenciosa, que es cuando el alimento o líquido entra en las vías respiratorias sin que el paciente tenga ningún tipo de tos o dificultad respiratoria.

Disfagia esofágica

La disfagia esofágica es un trastorno de la deglución que se produce por dificultades en el paso del alimento o líquido desde la faringe hasta el estómago. Se trata de un problema que puede ser crónico y afectar la calidad de vida de la persona que lo padece.

Las causas de la disfagia esofágica pueden ser diversas. Una de las más comunes es la acalasia, una enfermedad en la que los músculos del esófago no se relajan adecuadamente para permitir el paso del alimento hacia el estómago. Otras causas incluyen el reflujo gastroesofágico, tumores esofágicos, estenosis, esclerodermia, entre otras.

Los síntomas de la disfagia esofágica pueden variar dependiendo de la causa y la gravedad del trastorno. Los síntomas más comunes son la sensación de que el alimento se queda atascado en la garganta o el pecho, la dificultad para tragar alimentos sólidos o líquidos, la regurgitación de los alimentos, el dolor al tragar y la pérdida de peso.

Para el diagnóstico de la disfagia esofágica, se pueden realizar pruebas como la endoscopia, la manometría esofágica, la radiografía contrastada del esófago y el estudio con videocápsula. El tratamiento dependerá de la causa de la disfagia, pero puede incluir cambios en la dieta, medicamentos para reducir la acidez gástrica, dilatación esofágica o cirugía en casos más graves.

Disfagia estructural o funcional

La disfagia puede clasificarse en función de su origen estructural o funcional. Las disfagias de origen orgánico o estructural se producen por alteraciones estructurales en el tracto de la deglución o en zonas adyacentes, lo que dificulta el paso de la comida. Estas disfagias pueden ser congénitas o debidas a procesos de cirugía carcinológica. Por otro lado, las disfagias neurogénicas o funcionales se producen por alteraciones en los movimientos del tracto digestivo que impiden el paso normal de la comida desde la boca hasta el estómago. Estas disfagias suelen ser causadas por trastornos en la coordinación sensitivo motriz y pueden ser secundarias a alteraciones en el sistema nervioso central, el sistema nervioso periférico, la placa neuromuscular y el músculo.

Es importante destacar que la disfagia esofágica es una de las causas más comunes de disfagia estructural y puede ser debida a múltiples causas como estenosis esofágica, anillos esofágicos, divertículos, cáncer, enfermedades autoinmunitarias, entre otras. La disfagia esofágica también puede ser causada por problemas funcionales como el trastorno de la motilidad esofágica, el cual se caracteriza por alteraciones en la contracción muscular del esófago que dificultan el paso de los alimentos y líquidos.

Disfagia temporal en niños

Causa	Descripción	Tratamiento
Infecciones respiratorias	Las infecciones respiratorias pueden causar inflamación en la garganta y en la laringe, lo que puede dificultar la deglución.	Tratamiento de la infección y antiinflamatorios si son necesarios.
Alergias	Las alergias pueden causar inflamación en la garganta y en la laringe, lo que puede dificultar la deglución.	Tratamiento con antihistamínicos y antiinflamatorios si son necesarios.
Efectos secundarios de medicamentos	Algunos medicamentos pueden causar disfagia temporal como efecto secundario.	Evaluar la necesidad de cambiar el medicamento o ajustar la dosis en consulta con el médico.
Traumatismo de la cabeza o el cuello	Un traumatismo en la cabeza o el cuello puede causar disfagia temporal si afecta los músculos o las estructuras que intervienen en la deglución.	Tratamiento del traumatismo y terapia de rehabilitación según sea necesario.
Reflujo gastroesofágico	El reflujo gastroesofágico puede causar irritación y daño en el esófago, lo que puede dificultar la deglución.	Tratamiento con medicamentos para reducir el ácido estomacal y cambios en la dieta.
Anomalías congénitas	Algunas anomalías congénitas pueden afectar la estructura del tracto de la deglución y causar disfagia temporal.	Tratamiento quirúrgico si es necesario.
Ansiedad	La ansiedad puede causar tensión muscular en la garganta y en la laringe, lo que puede dificultar la deglución.	Terapia de relajación y/o terapia psicológica según sea necesario.
Alteraciones neurológicas temporales	Algunas alteraciones neurológicas temporales, como una migraña o una convulsión, pueden causar disfagia temporal.	Tratamiento de la afección neurológica subyacente si es necesario.

Estudios Complementarios

En la mayoría de los casos, se puede identificar la causa subyacente con una historia y un examen físico adecuados, pero los estudios complementarios pueden confirmar el diagnóstico clínico.

En caso de sospecha de etiología infecciosa, es necesario realizar un hemograma completo, bioquímica con iones y gases, así como cultivos.

Para evaluar la presencia de cuerpo extraño, masa, aire en la región retrofaríngea o en el tejido subcutáneo, epiglotitis, traqueítis u otra anomalía, se deben realizar estudios radiográficos anteroposterior y lateral de la vía aérea y de los tejidos blandos del cuello. La radiografía posteroanterior y lateral de tórax puede proporcionar información sobre signos de neumonía por aspiración, posible cardiopatía congénita, mediastinitis, masas mediastínicas, acalasia o niveles hidroaéreos en el esófago. En algunos casos, se pueden realizar estudios de videofluoroscopia, tomografía computarizada (TC) de cuello y tórax, o incluso TC craneal si se sospecha un aumento de la presión intracraneal. La ultrasonografía también puede ser útil para evaluar las anomalías y la función de la lengua, el paladar, la base de la lengua o una masa mediastínica.

La endoscopia digestiva alta es esencial para evaluar una posible causticación esofágica o la presencia de un cuerpo extraño que obstruya la luz esofágica. En algunos casos, puede ser necesario complementar el estudio con una manometría.

1. Videofluoroscopia

Uno de los tests más relevantes para ciertos pacientes es la videofluoroscopia, también conocida como deglución de bario modificado. El Test de Deglución de Bario Modificado (TDBM) es una prueba diagnóstica no invasiva que se utiliza para evaluar la función de la deglución y detectar disfagia. Consiste en la ingestión de alimentos o líquidos mezclados con un medio de contraste, generalmente sulfato de bario, y la observación de su paso a través del tracto digestivo utilizando radiografías en tiempo real.

Durante la prueba, el paciente se coloca en una posición adecuada para la deglución y se le ofrece diferentes tipos y consistencias de alimentos y líquidos, mientras se registran las imágenes radiográficas. De esta forma, se puede observar la secuencia de la deglución, la presencia de residuos y la aparición de aspiración.

El TDBM es una herramienta útil para evaluar la disfagia en pacientes con patologías neurológicas, enfermedades del tracto digestivo o pacientes que han sufrido cirugía en la cabeza o el cuello. También puede ser utilizado para evaluar la eficacia de las intervenciones terapéuticas en la disfagia.

Es importante destacar que la interpretación de los resultados del TDBM debe ser realizada por un profesional especializado en el diagnóstico y tratamiento de la disfagia, como un médico especialista en gastroenterología, un fonoaudiólogo o un radiólogo especializado. Además, como con cualquier prueba médica, el TDBM puede presentar limitaciones y debe ser utilizado en conjunto con otras herramientas diagnósticas y evaluaciones clínicas.

En lugar de bario, se puede utilizar una solución de yodo para la prueba de deglución. Esta técnica se conoce como "prueba de deglución de yodo modificado" y es útil para pacientes que tienen alergia al bario o problemas renales que les impiden eliminar el bario de su cuerpo.

2. Manometria de la deglución

La manometría puede aportar información importante en casos específicos, como el estudio de la función motora faríngea durante la deglución, incluyendo la amplitud del peristaltismo, la velocidad de propagación, la respuesta del EES durante la deglución y la coordinación entre el peristaltismo faríngeo y la relajación del EES. La grabación simultánea de videofluoroscopia y manometría ha llevado a correlacionar los eventos motores con los movimientos intraluminales.

La manometría de alta resolución es una técnica útil en la evaluación de la deglución y se realiza mediante la colocación de un catéter con sensores de presión en la faringe, esófago y esfínter esofágico superior.

Antes de realizar la prueba, se le explica al paciente en qué consiste y se le pide que trague varias veces para que se acostumbre al catéter. Luego, se inserta el catéter a través de la nariz y se va avanzando lentamente mientras se van registrando las presiones en diferentes puntos del tracto deglutorio.

Durante la prueba, se le pide al paciente que realice varias degluciones con diferentes consistencias de alimentos, líquidos y pastillas. Los sensores del catéter registran la presión en diferentes puntos del tracto deglutorio y se pueden identificar las áreas de mayor o menor resistencia en el paso del alimento.

La manometría de alta resolución permite evaluar la fuerza y coordinación de los músculos involucrados en la deglución, y es especialmente útil para diagnosticar disfagias esofágicas y trastornos motores esofágicos. También se utiliza en la evaluación de la función del esfínter esofágico superior y en la planificación de tratamientos como la dilatación esofágica o la cirugía antirreflujo.

Existen varios tipos de catéteres utilizados en la evaluación de la deglución mediante manometría:

- Catéteres de perfusión: estos catéteres están diseñados para medir la presión en la faringe y el esófago. Tienen varios orificios a lo largo de su longitud, que se conectan a sensores de presión para medir la presión en diferentes puntos.
- Catéteres de tracción: estos catéteres miden la fuerza de la contracción muscular en la faringe y el esófago durante la deglución. Se colocan a través de la nariz y se fijan en la faringe para medir la fuerza de la contracción en la faringe.
- Catéteres de impedancia: estos catéteres miden la impedancia eléctrica en el esófago durante la deglución. Se utilizan para medir la función de la válvula esofágica inferior y la función motora del esófago.
- Catéteres de balón: estos catéteres miden la presión en el esfínter esofágico inferior (EEI) mediante un pequeño balón inflable que se coloca en el EEI.
- Catéteres de fibra óptica: estos catéteres permiten la visualización directa de la faringe y el esófago durante la deglución. Se colocan a través de la nariz y se utilizan en combinación con la manometría para evaluar la función de la deglución.

3. Escintigrama con Tc-99m

El escintigrama con tecnecio-99m se utiliza para evaluar los intervalos, el tiempo de tránsito y los volúmenes, sin embargo, su aplicación en niños está limitada.

El escintigrama con tecnecio-99m es una prueba diagnóstica utilizada para evaluar la disfagia esofágica. Consiste en la administración de una pequeña cantidad de tecnecio-99m radiomarcado en un líquido o sólido que se ingiere. A continuación, se realiza una serie de imágenes de la zona del cuello y el tórax con una cámara gamma, que detecta la radiación emitida por el tecnecio-99m.

Esta prueba es útil para evaluar el tiempo de tránsito esofágico, la presencia de reflujo gastroesofágico y para detectar posibles obstrucciones o estenosis en el esófago. Además, puede ayudar a identificar posibles aspiraciones pulmonares y evaluar la efectividad de las intervenciones terapéuticas en pacientes con disfagia.

Es importante destacar que, al ser una prueba que implica la exposición a radiación, debe ser utilizada con precaución y sólo cuando sea necesaria.

4. pH-metría

La prueba utilizada para detectar microaspiraciones en la disfagia es la prueba de impedancia de pH multicanal (MII-pH). Esta prueba se realiza colocando un tubo con sensores en el esófago que mide tanto la acidez (pH) como la impedancia eléctrica. La impedancia eléctrica mide el flujo de líquido y la presencia de microaspiraciones se puede detectar cuando hay un cambio en la impedancia eléctrica en el momento en que se produce la aspiración. La MII-pH es una técnica útil para detectar microaspiraciones en pacientes con disfagia orofaríngea, especialmente en aquellos con enfermedad neurológica o enfermedad pulmonar crónica.

5. Fibroendoscopia de la deglución

Por otra parte, la endoscopia de fibra óptica permite una observación directa de los movimientos de las estructuras. Es posible penetrar en la laringe y aspirar el material que ha pasado a la glotis, mientras se graban los eventos. Esta técnica evalúa el "reflejo de deglución", que consiste en la estimación de la respuesta motora del cierre de la glotis después de la estimulación mecánica o química. Este reflejo indica la presencia de mecanismos de protección.

En el contexto de la deglución, la nasofibrolaringoscopia se utiliza para evaluar la función de las estructuras implicadas en la deglución, como la epiglotis, las cuerdas vocales y la faringe, durante el acto de tragar. Además, permite detectar posibles signos de disfagia, como la penetración o aspiración de alimentos o líquidos a la vía aérea.

Durante la prueba, el paciente ingiere alimentos o líquidos de diferentes consistencias y volúmenes mientras se realiza la exploración mediante el endoscopio. De esta forma, se pueden observar posibles alteraciones en la deglución, como la dificultad para iniciar o completar el acto de tragar, la presencia de residuos en la faringe después de la deglución, o la penetración o aspiración de alimentos o líquidos a la vía aérea.

La nasofibrolaringoscopia es una técnica no invasiva, que no requiere sedación y que puede realizarse en consultas médicas o en unidades de endoscopia. Es útil para complementar la evaluación clínica y otras pruebas instrumentales como la videofluoroscopia o la fibroendoscopia de la deglución. Además, permite la evaluación de la voz y el habla durante la deglución, lo que resulta especialmente útil en el caso de pacientes con patologías neurológicas o estructurales que afecten a estas funciones.

La fibroendoscopia de la deglución (FEES, por sus siglas en inglés) es una técnica de evaluación instrumental que permite visualizar en tiempo real la dinámica de la deglución, la penetración del bolo, el residuo faríngeo y la eficacia de los mecanismos de protección de la vía aérea.

Durante la prueba, el paciente ingiere diferentes consistencias de alimentos y líquidos, mientras el médico especialista en otorrinolaringología que realiza la prueba visualiza la faringe, la laringe y la tráquea para determinar si hay algún problema de deglución.

Además, la FEES permite valorar la efectividad de las maniobras terapéuticas durante la deglución, como cambios de postura o maniobras para deglutir. También puede utilizarse para entrenar al paciente en la identificación de la sensación de deglución y la ejecución de maniobras eficaces.

La FEES se considera una técnica segura, con una tasa baja de complicaciones, como epistaxis, dolor en la garganta y náuseas. Es una herramienta muy útil para el diagnóstico de la disfagia, sobre todo en pacientes que no pueden realizar la videofluoroscopia por razones médicas o de seguridad radiológica.

Existe una escala para la Fibroendoscopia de la Deglución (FEES) llamada "Escala de la Disfagia de la FEES" o "Escala de la Disfagia de Leipzig", la cual se utiliza para evaluar la seguridad de la deglución en pacientes con disfagia orofaríngea. Esta escala se basa en la observación de diferentes variables durante la FEES, como la cantidad y el tipo de residuo alimentario después de la deglución, la presencia de penetración o aspiración del bolo alimentario en las vías respiratorias, y la capacidad de limpiar las secreciones respiratorias. La escala consta de seis niveles y se utiliza para clasificar el grado de disfagia y establecer el plan de tratamiento más adecuado para el paciente.

Grado	Características
1	Penetración de la materia en el vestíbulo laríngeo sin llegar a la cuerda vocal
2	Penetración de la materia hasta la cuerda vocal sin pasarla
3	Penetración de la materia pasando la cuerda vocal, pero sin afectar a la glotis
4	Penetración de la materia afectando a la glotis, con recuperación espontánea
5	Penetración de la materia afectando a la glotis, sin recuperación espontánea
6	Aspiración de la materia
	Adicional:
	La escala de disfagia de Leipzig es una herramienta utilizada para evaluar la disfagia y determinar el grado de penetración de la materia en la vía respiratoria.
	Los grados 1-3 se consideran como disfagia leve a moderada, mientras que los grados 4-6 se consideran como disfagia grave.
	La aspiración de la materia puede ser peligrosa y puede llevar a complicaciones graves como la neumonía por aspiración.
	Es importante que la evaluación de la disfagia sea realizada por un profesional capacitado para evitar complicaciones y garantizar un tratamiento adecuado.

Cada grado se define según la ubicación y el nivel de penetración de la materia durante la evaluación de la deglución mediante la FESS. El grado 1 se considera el menos severo y el grado 6 el más grave, ya que implica la aspiración de la materia hacia los pulmones.

6. Prueba de observación

Finalmente, se puede realizar la prueba de observación que consiste en una evaluación clínica en la que se observa la habilidad del paciente para realizar la deglución de alimentos y líquidos. Durante la prueba, se ofrece al paciente diferentes tipos de alimentos y líquidos con diferentes texturas y se observa su capacidad para tragar sin problemas. También se pueden observar los movimientos de la lengua, mandíbula y músculos faciales durante la deglución.

Además, se pueden evaluar otros aspectos como la presencia de tos o sibilancias durante la deglución, la presencia de residuos alimentarios en la boca o faringe después de la deglución y la capacidad para hablar después de la ingesta.

7. Evaluación instrumental de la voz

La evaluación instrumental de la voz es un conjunto de pruebas que se realizan para obtener mediciones objetivas de las características físicas de la voz. Esto ayuda a evaluar el rendimiento vocal del paciente y a determinar si hay algún problema que afecte a la calidad de la voz.

Las pruebas más comunes utilizadas en la evaluación instrumental de la voz incluyen la espectrografía, la glotografía y la electromiografía.

La espectrografía es una técnica que se utiliza para medir la intensidad y la frecuencia de la voz. Se utiliza un micrófono especializado para grabar la voz del paciente y un programa informático para analizar los datos de la grabación y producir un espectrograma, que muestra las características de la voz en un gráfico.

La glotografía es una técnica que se utiliza para visualizar las cuerdas vocales durante la fonación. Se utiliza un endoscopio especializado para grabar las cuerdas vocales mientras el paciente habla y se analiza la grabación para detectar cualquier anormalidad en el movimiento de las cuerdas vocales.

La electromiografía es una técnica que se utiliza para medir la actividad eléctrica de los músculos que controlan la voz. Se colocan electrodos en los músculos del cuello y la cara del paciente y se registra la actividad eléctrica durante la fonación.

La evaluación instrumental de la voz es una herramienta importante para evaluar la calidad de la voz y determinar si hay algún problema que requiera tratamiento.

Estudios Complementarios	Descripción
Hemograma completo	Analiza los componentes de la sangre para detectar posibles infecciones o enfermedades sistémicas que puedan estar causando la disfagia.
Bioquímica con iones y gases	Evalúa el equilibrio electrolítico y la función renal para descartar enfermedades metabólicas que puedan estar causando la disfagia.
Cultivos	Se pueden realizar cultivos de la saliva o de la mucosidad del tracto respiratorio para identificar la presencia de bacterias, virus u otros patógenos que puedan estar causando la disfagia.

Estudios Complementarios	Descripción
Radiografías antero posterior y lateral	Permiten evaluar la anatomía de la vía aérea y de los tejidos blandos del cuello en busca de obstrucciones o deformidades que puedan estar causando la disfagia.
Radiografía postero anterior y lateral de tórax	Se utiliza para evaluar la presencia de neumonía por aspiración, que es una complicación común de la disfagia.
Videofluoroscopia	Es un estudio radiológico que permite visualizar la deglución en tiempo real. Se utiliza para evaluar la presencia de obstrucciones, alteraciones en la motilidad esofágica, y para determinar el grado de disfagia.
Tomografía computarizada (TC) de cuello y tórax	Es una técnica de imagen que permite obtener imágenes detalladas de los tejidos blandos del cuello y el tórax, lo que puede ser útil para detectar anomalías o lesiones que puedan estar causando la disfagia.
TC craneal	Se utiliza para descartar enfermedades neurológicas que puedan estar causando la disfagia.
Ultrasonografía	Se puede utilizar para evaluar la anatomía del tracto gastrointestinal superior y detectar obstrucciones, malformaciones o anomalías que puedan estar causando la disfagia.
Endoscopia digestiva alta	Se utiliza para visualizar el esófago, el estómago y el duodeno y para detectar anomalías o lesiones que puedan estar causando la disfagia. También se pueden realizar biopsias para evaluar la presencia de enfermedades inflamatorias o neoplásicas.

Diagnóstico de la disfagia

La evaluación inicial de la disfagia en niños comienza con la evaluación de la situación respiratoria para descartar emergencias como la obstrucción de la vía aérea superior, insuficiencia respiratoria aguda o masa mediastínica que comprometa la luz traqueal.

Una vez que la situación urgente ha sido resuelta, se debe realizar una historia clínica detallada para llegar a un diagnóstico en la mayoría de los pacientes. Se debe descartar la posibilidad de ingestión de cuerpo extraño, fiebre, lesiones orales, dolor de garganta, rigidez del cuello o trismo.

Es importante valorar el tipo de disfagia, ya sea para sólidos, líquidos o ambos, y si existe dolor al comer, lo que podría indicar reflujo gastroesofágico o esofagitis. También es necesario evaluar los pares craneales y buscar posibles enfermedades crónicas como la parálisis cerebral o el traumatismo encefálico.

Después de una historia clínica completa, se debe realizar un examen físico exhaustivo, comenzando por la evaluación del estado cardiopulmonar y poniendo especial atención en signos de obstrucción de las vías respiratorias superiores. Si se presentan signos de dificultad respiratoria, es necesario asegurar una vía aérea segura antes de continuar con el estudio de la orofaringe o la evaluación de la presencia de cuerpo extraño.

Si el paciente es estable, se debe evaluar la cavidad oral, faringe y cuello para detectar la presencia de quistes, masas, infecciones o causas inflamatorias de la disfagia. También se deben buscar signos de aspiración en la auscultación pulmonar. Además, se debe realizar una evaluación neurológica detallada para detectar posibles lesiones cerebrales y la presencia de déficits que puedan afectar la deglución, como la fuerza, el tono y los reflejos neuromusculares.

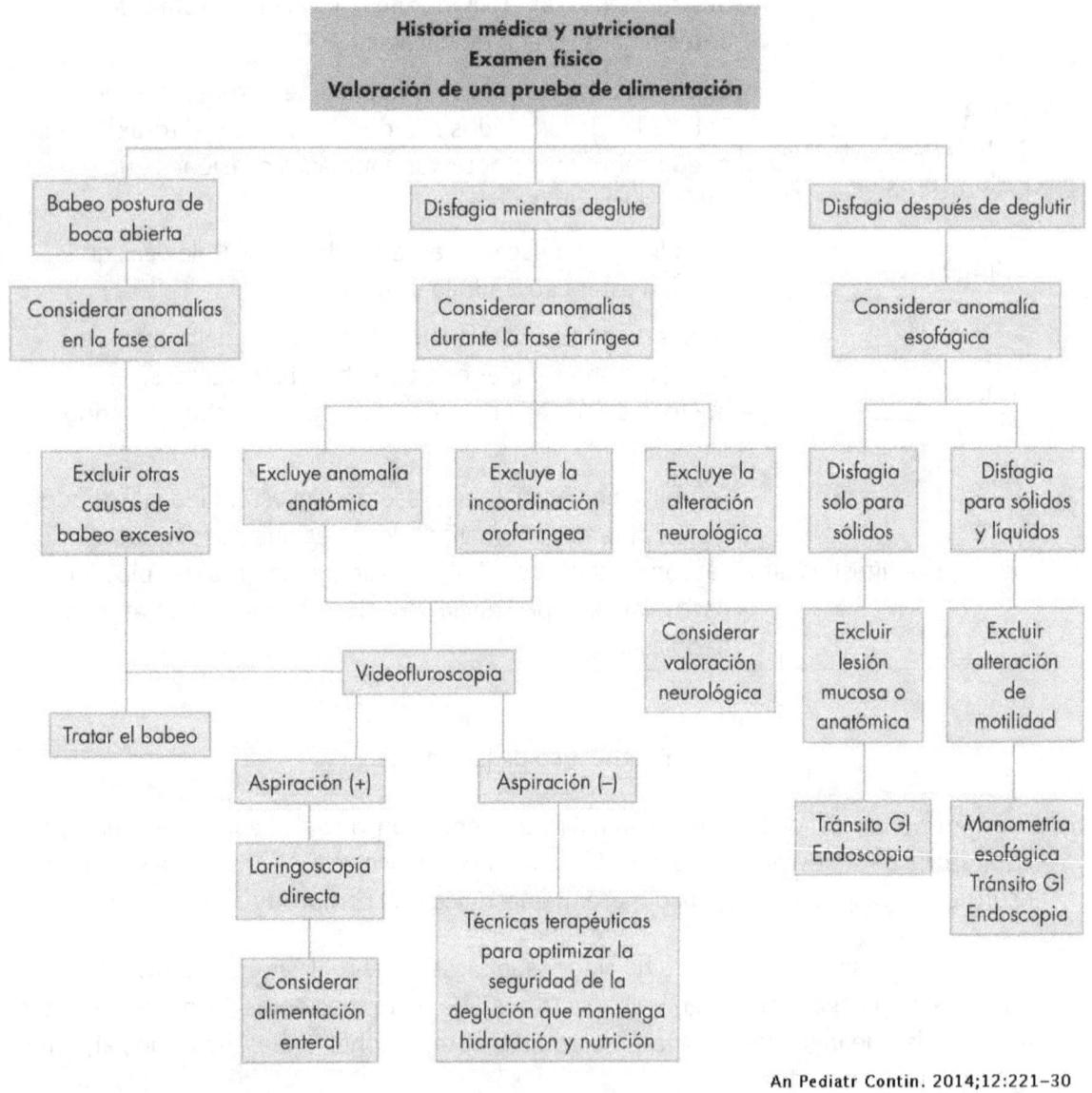

An Pediatr Contin. 2014;12:221-30

Algoritmo para la evaluación del niño con dificultad para la deglución.
GI: gastrointestinal.

La escala funcional para la ingesta oral (FOIS, por sus siglas en inglés) es una herramienta de evaluación clínica que se utiliza para medir la habilidad de un paciente para comer y beber por vía oral. Se trata de una escala ordinal que va desde el nivel 1 hasta el nivel 7, en la que cada nivel describe un grado diferente de la capacidad para la ingesta oral.

El nivel 1 de la escala corresponde a una situación en la que el paciente no puede tomar ningún alimento o líquido por vía oral, y el nivel 7 describe una situación en la que el paciente tiene la capacidad para comer y beber normalmente sin restricciones. Los niveles intermedios de la escala describen diferentes grados de limitaciones en la capacidad para la ingesta oral, desde la necesidad de alimentos modificados o líquidos espesados hasta la necesidad de supervisión durante las comidas.

La escala se utiliza para evaluar la progresión del paciente a lo largo del tiempo y para guiar las decisiones clínicas sobre la alimentación y la hidratación. La evaluación se realiza a través de la observación del paciente durante la alimentación y se basa en la capacidad para controlar la saliva, la capacidad para masticar y tragar los alimentos, la seguridad de la deglución y la necesidad de asistencia para la alimentación.

Es importante destacar que la FOIS es una herramienta de evaluación clínica que no tiene en cuenta otros factores que pueden afectar la capacidad para la ingesta oral, como la presencia de dolor, la fatiga, la debilidad muscular o la dificultad respiratoria. Por lo tanto, la evaluación de la capacidad para la ingesta oral debe realizarse de forma individualizada y en combinación con otras herramientas de evaluación y valoración clínica.

Nivel	Descripción
1	El paciente no presenta alimentación oral
2	El paciente recibe alimentación oral mínima o suplementaria (menos del 50% de las necesidades nutricionales)
3	El paciente recibe más del 50% de las necesidades nutricionales por vía oral, pero requiere modificaciones en la textura y/o consistencia de los alimentos
4	El paciente recibe todas las necesidades nutricionales por vía oral, pero requiere modificaciones en la textura y/o consistencia de los alimentos
5	El paciente recibe todas las necesidades nutricionales por vía oral sin necesidad de modificaciones en la textura o consistencia de los alimentos, pero requiere supervisión o asistencia durante la alimentación
6	El paciente recibe todas las necesidades nutricionales por vía oral sin necesidad de modificaciones en la textura o consistencia de los alimentos y sin requerir supervisión o asistencia durante la alimentación, pero presenta síntomas o molestias durante o después de la alimentación
7	El paciente presenta alimentación oral completa y sin problemas

¿Qué son la aspiración, la penetración y la retención faríngea?

Aspiración, penetración y retención faríngea son términos utilizados para describir diferentes niveles de dificultad en el proceso de la deglución, y pueden estar asociados con la disfagia.

La aspiración ocurre cuando los alimentos o líquidos entran en las vías respiratorias, es decir, cuando los mismos pasan más allá de las cuerdas vocales y llegan a los pulmones. La aspiración puede ser silenciosa, lo que significa que no hay tos ni otra respuesta inmediata, o puede causar tos, dificultad para respirar, sensación de ahogo o incluso neumonía por aspiración.

La penetración ocurre cuando los alimentos o líquidos llegan a la laringe o la faringe, pero no llegan a las vías respiratorias. Es decir, los mismos "penetran" en las estructuras de la garganta sin llegar a los pulmones. La penetración puede causar tos, carraspeo y otros problemas similares.

La retención faríngea ocurre cuando los alimentos o líquidos quedan atrapados en la faringe, sin ser expulsados hacia el esófago. Esto puede ser causado por debilidad muscular o problemas estructurales en la garganta, y puede provocar tos, atragantamiento, regurgitación y otros síntomas similares.

Disfagia: Disfunción neurológica

La disfagia en niños se refiere a una disfunción neurológica en la secuencia de las fases oral, faríngea y esofágica del proceso de deglución, que resulta en dificultad para controlar la lengua y manipular el bolo alimenticio, presentando problemas para mover la comida desde la boca hasta la faringe, aumentando el riesgo de aspiración a las vías respiratorias. La disfagia puede ser categorizada en tres niveles de gravedad: leve, moderada o severa. Las causas de la disfagia pueden ser agudas, como hemorragia intracraneal, infarto cerebral o lesiones traumáticas, o congénitas/crónicas, como tumores intracraneales, alteraciones genéticas, encefalopatías y neuropatías. En niños, las causas más comunes de disfagia son la parálisis cerebral, lesiones cerebrales traumáticas, golpes, síndromes genéticos (como el síndrome de Down y el síndrome de Rett) y condiciones degenerativas (como la distrofia miotónica). La disfagia crónica puede progresar y empeorar con el tiempo.

Los músculos que están implicados en la deglución incluyen los músculos de la mandíbula, la lengua, la faringe y el esófago. Los nervios que controlan estos músculos incluyen el nervio trigémino, el nervio facial, el nervio glosofaríngeo, el nervio vago y el nervio hipogloso.

En la fase oral de la deglución, la lengua y los músculos de la mandíbula son los principales músculos involucrados en la manipulación y el transporte del alimento hacia la faringe. En la fase faríngea, la faringe y la laringe se elevan y cierran para evitar la entrada de alimentos o líquidos en las vías respiratorias. En la fase esofágica, el esfínter esofágico inferior se relaja y los alimentos y líquidos son transportados hacia el estómago.

Tratamiento de la disfagia

La disfagia es una entidad clínica que puede tener diversas causas y, por lo tanto, el tratamiento debe ser individualizado para cada paciente. En el caso de la disfagia orofaríngea en niños con parálisis infantiles, es necesario un enfoque multidisciplinario que involucre a diferentes profesionales de la salud, como pediatras, gastroenterólogos pediátricos, terapeutas ocupacionales, logopedas y dietistas.

Es importante tener en cuenta que la alimentación es un proceso complejo que no solo implica la deglución, sino también el reconocimiento del hambre, la adquisición de la comida y la habilidad de llevar la comida a la boca. Por lo tanto, el rechazo de la alimentación puede tener múltiples causas, como dificultad para tragar, enfermedades del tracto digestivo o enfermedades crónicas de otros sistemas.

La American Gastroenterological Association ha publicado una guía para el cuidado de la disfagia orofaríngea en adultos, pero los principales objetivos también son aplicables en el caso de los niños. Estos objetivos incluyen la determinación de la presencia y etiología de la disfagia, la identificación de las causas estructurales de la disfagia orofaríngea, la evaluación de la funcionalidad de la deglución, la valoración del riesgo de aspiración y la determinación de si la disfagia es tratable.

Es importante que las técnicas de tratamiento de la disfagia sean individualizadas y se adapten a las habilidades del paciente. Es necesaria la participación de diferentes profesionales de la salud para lograr una atención integral y efectiva.

Técnicas terapéuticas para el niño con disfagia	Descripción
Cambios posturales	Modificación de la posición de la cabeza, cuello y tronco durante la deglución para mejorar el transporte del bolo alimenticio
Estabilización de la mandíbula durante la deglución	Técnica que consiste en la sujeción de la mandíbula del niño durante la deglución para facilitar el transporte del bolo
Alteración del bolo	Modificación de la consistencia y la viscosidad de los alimentos para facilitar la deglución
Maniobras para deglutir	Técnicas que se utilizan para mejorar la deglución, como la maniobra de Mendelsohn o la maniobra de esfuerzo supraglótico
Colocación del bolo	Colocación estratégica de los alimentos en la boca para facilitar su deglución

Técnicas terapéuticas para el niño con disfagia	Descripción
Resistencia de la lengua	Ejercicios para fortalecer la musculatura de la lengua y mejorar la capacidad de la misma para mover el bolo alimenticio
Técnicas de sensibilización	Entrenamiento para aumentar la sensibilidad oral y mejorar la capacidad para detectar los alimentos en la boca
Múltiples degluciones	Técnica que consiste en dividir el bolo alimenticio en pequeñas porciones y deglutir varias veces para facilitar su transporte
Deglución supraglótica	Técnica que consiste en el cierre voluntario de la glotis durante la deglución para evitar la aspiración
Nutrición enteral	Administración de nutrientes a través de un tubo de alimentación colocado en la nariz o en el estómago
Sonda nasogástrica	Tubo que se coloca a través de la nariz y desemboca en el estómago para la administración de alimentos
Gastrostomía	Procedimiento quirúrgico en el que se coloca un tubo de alimentación directamente en el estómago
Cirugía	Intervención quirúrgica para corregir la causa de la disfagia, como la miotomía cricofaríngea, que consiste en la sección de los músculos de la faringe para facilitar la deglución

Además de las técnicas terapéuticas mencionadas, es importante la participación de un equipo multidisciplinario que incluya a un pediatra, un gastroenterólogo infantil, un terapeuta ocupacional, un logopeda y un dietista. La elección de la técnica a utilizar dependerá de la causa y las características de la disfagia, así como de las habilidades y necesidades específicas del niño. Es fundamental llevar a cabo una evaluación detallada para determinar la técnica más adecuada para cada paciente y lograr una mejor calidad de vida.

Técnica postural

La postura adecuada para alimentar a un niño con disfagia dependerá de las características y necesidades de cada niño en particular. Sin embargo, algunas recomendaciones generales son:

- Sentar al niño en una silla con respaldo recto y apoyabrazos, con los pies apoyados en el suelo o en un reposapiés. Se recomienda evitar la silla alta o cualquier asiento que le permita moverse demasiado o reclinarse.
- Mantener al niño erguido y con la cabeza ligeramente inclinada hacia adelante. Esto ayudará a prevenir la aspiración de alimentos y líquidos hacia los pulmones.

- Asegurarse de que el niño esté completamente despierto y alerta durante la alimentación.
- Colocar la comida en la parte frontal de la lengua del niño, permitiéndole moverla hacia la parte posterior de la boca y tragarla con facilidad.
- Dar pequeñas cantidades de comida en cada bocado y esperar a que el niño haya tragado antes de darle más.
- Utilizar utensilios especiales, como cucharas con bordes redondeados o tazas con boquillas adaptadas, para facilitar la alimentación.
- Realizar ejercicios de fortalecimiento de los músculos de la boca y la garganta antes y después de las comidas, según lo recomendado por el terapeuta del habla o el profesional de la salud a cargo del tratamiento.

La posición de seguridad, también conocida como posición de recuperación o posición de prevención de atragantamiento, es una posición en la que se coloca a una persona para evitar que la obstrucción de la vía aérea conduzca a una asfixia. En el caso de un niño con riesgo de atragantamiento debido a una disfagia, la posición de seguridad es esencial para evitar complicaciones graves.

La posición de seguridad se realiza de la siguiente manera:

- Si el niño está sentado, se debe inclinar su cabeza hacia abajo y hacia adelante, de modo que la boca quede hacia el suelo.
- Coloque la mano en la parte superior de la cabeza del niño y tire hacia abajo con fuerza para ayudar a inclinar la cabeza.
- Con la otra mano, abra suavemente la boca del niño y retire cualquier objeto extraño visible en la cavidad oral.
- Si no se puede ver el objeto extraño, no intente extraerlo con los dedos, ya que esto puede empeorar la obstrucción. En su lugar, llame a los servicios de emergencia.
- Si el niño está acostado, coloque su cabeza de lado para que la boca quede hacia abajo. Luego, siga los mismos pasos para eliminar cualquier objeto extraño visible.

Es importante recordar que la posición de seguridad debe usarse solo en situaciones de emergencia cuando se produce un atragantamiento y se requiere asistencia inmediata.

Estabilización mandibular

La estabilización de la mandíbula durante la deglución es una técnica que se utiliza en el tratamiento de la disfagia para facilitar la coordinación de los movimientos de la lengua y la mandíbula durante la fase oral de la deglución. Consiste en aplicar una suave presión en la mandíbula con los dedos mientras se realiza la deglución, con el fin de evitar movimientos excesivos o descoordinados de la mandíbula que puedan interferir en el paso adecuado del bolo alimenticio.

Esta técnica puede ser útil en casos de disfagia orofaríngea por alteraciones en la coordinación muscular, ya que la estabilización de la mandíbula puede ayudar a mejorar la precisión y la eficacia de los movimientos durante la deglución. Es importante tener en cuenta que esta técnica debe ser realizada por un profesional capacitado en su aplicación, ya que una presión excesiva o mal aplicada puede causar molestias o incluso lesiones en el paciente. Además, es fundamental individualizar el plan de tratamiento y considerar otras técnicas y estrategias en conjunto con la estabilización de la mandíbula para lograr un manejo completo y seguro de la disfagia.

Modificación del bolo o los líquidos

La modificación del bolo o los líquidos es una técnica que se utiliza en el tratamiento de la disfagia y consiste en alterar las propiedades físicas de los alimentos y líquidos para facilitar la deglución y reducir el riesgo de aspiración.
Algunas de las modificaciones que se pueden realizar incluyen:

- Espesamiento: se puede agregar un agente espesante al líquido para aumentar su viscosidad y facilitar su control en la boca y la garganta durante la deglución. Los agentes espesantes más comunes incluyen almidones, gomas y gelatinas.
- Volumen: se puede reducir el volumen del líquido para disminuir la cantidad de líquido que entra en la boca y la garganta durante la deglución. Esto puede ayudar a reducir el riesgo de atragantamiento y aspiración.
- Temperatura: se puede ajustar la temperatura de los alimentos y líquidos para facilitar la deglución. Por ejemplo, algunos pacientes pueden tener dificultades para tragar alimentos fríos, mientras que otros pueden preferir alimentos tibios o calientes.
- Textura: se pueden modificar la textura de los alimentos para facilitar la deglución. Por ejemplo, se pueden triturar o picar los alimentos para crear una textura más suave o se pueden agregar espesantes para crear una textura más sólida.

Guía de tratamiento con espesantes en la disfagia:

Tipo de espesante	Propiedades	Indicaciones
Almidón modificado	Espesante común, inodoro e insípido. No altera el sabor de la comida.	Disfagia leve a moderada, fácil de usar en el hogar.
Gomas naturales	Espesantes más potentes, pueden ser inodoros o tener un sabor ligeramente dulce.	Disfagia moderada a severa, se necesitan mayores cantidades de espesante. Pueden ser más difíciles de encontrar y más costosos.

113

Tipo de espesante	Propiedades	Indicaciones
Carboximetilcelulosa	Espesante con textura gelatinosa y pegajosa. Puede ser más difícil de usar y tiene un sabor dulce.	Disfagia moderada a severa, se necesitan mayores cantidades de espesante. Puede ser útil para pacientes con reflujo gastroesofágico.
Harina de semilla de algarrobo	Espesante natural con un sabor ligeramente dulce, a menudo se combina con otros espesantes.	Disfagia leve a moderada, puede ser útil para pacientes con intolerancia a otros espesantes.

Es importante destacar que cada paciente es único y puede responder de manera diferente a cada tipo de espesante.

La densidad o espesor de los líquidos y alimentos que se utilizan en la disfagia dependen de la gravedad y características específicas de cada paciente. Por lo tanto, es importante contar con una evaluación individualizada y un plan de tratamiento personalizado.

Generalmente, se recomienda el uso de líquidos espesos (niveles 2 a 4 según la clasificación internacional de espesantes) para pacientes con disfagia leve a moderada, mientras que se pueden utilizar alimentos con consistencia modificada (como purés) para pacientes con disfagia más grave.

Existen varias clasificaciones de la densidad de los espesantes según la gravedad de la disfagia y las necesidades individuales del paciente. A continuación, se presenta una posible clasificación:

1. Líquido fino: consistencia similar al agua.
2. Néctar: densidad similar a un néctar, que fluye lentamente.
3. Miel: densidad similar a la miel, que fluye en una corriente intermitente.
4. Pudding: densidad similar a un pudín espeso, que se mantiene en forma de montículo.

La fibroscopia no siempre es necesaria para determinar el espesante a indicar en la disfagia. En general, la elección del espesante depende del grado de disfagia y de la consistencia del alimento o bebida que se va a ingerir.

Sin embargo, en algunos casos, la fibroscopia puede ser útil para evaluar la capacidad del paciente para manejar diferentes consistencias y determinar el nivel de espesante adecuado. Por ejemplo, si se observa penetración o aspiración de líquidos finos en la fibroscopia, se podría considerar el uso de un espesante de líquidos finos o medios en lugar de uno ligero.

La estabilización de la mandíbula durante la deglución es una técnica que se utiliza en el tratamiento de la disfagia para facilitar la coordinación de los movimientos de la lengua y la mandíbula durante la fase oral de la deglución. Consiste en aplicar una suave presión en la mandíbula con los dedos mientras se realiza la deglución, con el fin de evitar movimientos excesivos o descoordinados de la mandíbula que puedan interferir en el paso adecuado del bolo alimenticio.

Esta técnica puede ser útil en casos de disfagia orofaríngea por alteraciones en la coordinación muscular, ya que la estabilización de la mandíbula puede ayudar a mejorar la precisión y la eficacia de los movimientos durante la deglución. Es importante tener en cuenta que esta técnica debe ser realizada por un profesional capacitado en su aplicación, ya que una presión excesiva o mal aplicada puede causar molestias o incluso lesiones en el paciente. Además, es fundamental individualizar el plan de tratamiento y considerar otras técnicas y estrategias en conjunto con la estabilización de la mandíbula para lograr un manejo completo y seguro de la disfagia.

Maniobras para deglutir

Las maniobras para deglutir son técnicas que se utilizan en el tratamiento de la disfagia y tienen como objetivo mejorar la seguridad y eficacia de la deglución. Estas maniobras consisten en movimientos específicos que se realizan durante la deglución para modificar la posición y el movimiento de las estructuras implicadas en la misma.

Algunas de las maniobras más comunes incluyen:

- **Maniobra de doble deglución**: Consiste en realizar dos degluciones seguidas de pequeñas cantidades de líquidos o alimentos sólidos, sin tomar aire entre ellas. Esta maniobra puede mejorar la coordinación de la deglución y reducir el riesgo de aspiración.
- **Maniobra de esfuerzo suprahiodeo:** Consiste en realizar un esfuerzo con los músculos del cuello y la mandíbula para ayudar a propulsar el bolo hacia el esófago y evitar que se acumule en la faringe.
- **Maniobra de Mendelsohn:** Consiste en sostener la laringe en posición elevada durante la deglución para prolongar el tiempo de apertura del esfínter cricofaríngeo y mejorar el paso del bolo.
- **Maniobra de Masako:** Consiste en mantener la lengua en posición protruida durante la deglución para evitar la penetración del bolo en la faringe y reducir el riesgo de aspiración.

Colocación del bolo

La colocación del bolo es una técnica utilizada en el tratamiento de la disfagia que consiste en la manipulación de la posición y la cantidad de alimento en la boca del paciente antes de iniciar la deglución. El objetivo de esta técnica es mejorar la coordinación y la eficacia de la deglución, reducir el riesgo de aspiración y facilitar el paso del bolo alimenticio a través del tracto digestivo.

La colocación del bolo se realiza mediante la manipulación manual de la cantidad y la posición del alimento en la boca del paciente antes de iniciar la deglución. Esta técnica puede ser realizada por un terapeuta del habla y del lenguaje o un terapeuta ocupacional especializado en la disfagia.

La colocación del bolo puede incluir la distribución del alimento en diferentes zonas de la boca para estimular la sensibilidad orofaríngea y mejorar la coordinación de los músculos implicados en la deglución. También puede involucrar el uso de diferentes texturas y consistencias de alimentos para adaptarse a las necesidades individuales del paciente.

Resistencia de la lengua

La resistencia de la lengua es una técnica utilizada en la terapia de deglución para mejorar la capacidad de controlar y mover el bolo alimenticio con la lengua. Consiste en ejercicios específicos que implican presionar y sostener la lengua en diferentes posiciones dentro de la boca mientras se realiza la deglución. Esta técnica se utiliza a menudo en pacientes con disfagia orofaríngea, especialmente aquellos que tienen debilidad o dificultad para controlar el movimiento de la lengua.

Por ejemplo, un ejercicio de resistencia de la lengua podría involucrar a un paciente sosteniendo su lengua contra la parte superior de la boca (paladar) durante varios segundos antes de tragar. Esto ayuda a fortalecer los músculos de la lengua y mejora la coordinación de la deglución. Otros ejercicios de resistencia de la lengua pueden incluir sostener la lengua en diferentes posiciones dentro de la boca mientras se traga o mover el bolo de comida de un lado a otro de la boca antes de tragar.

Técnica de sensibilización

Las técnicas de sensibilización son un conjunto de ejercicios y estrategias que buscan mejorar la sensación y percepción del paciente sobre su deglución y la alimentación. Estas técnicas son útiles para pacientes con disfagia que presentan una disminución en la sensación de hambre o saciedad, o para aquellos que tienen dificultades para detectar la presencia de alimentos en la boca o la faringe.

Algunas de las técnicas de sensibilización más comunes incluyen:

- Ejercicios de estiramiento y relajación: estos ejercicios pueden ayudar a mejorar la sensación y movilidad de la lengua y los músculos de la boca y la faringe.
- Estimulación sensorial: esta técnica implica la aplicación de diferentes texturas y sabores en la boca y la faringe para mejorar la percepción del paciente sobre la alimentación.
- Entrenamiento de la atención y concentración: esta técnica se enfoca en mejorar la capacidad del paciente para prestar atención a su alimentación y deglución, lo que puede ayudar a detectar y solucionar problemas más rápidamente.
- Terapia de espejo: esta técnica se utiliza para mejorar la simetría y coordinación de los movimientos de la boca y la lengua durante la deglución. El paciente utiliza un espejo para observar sus movimientos y realizar ejercicios específicos.

Terapia miofuncional

La terapia miofuncional en niños se enfoca en mejorar la coordinación y la fuerza de los músculos orofaciales, incluyendo la lengua, labios, mejillas y mandíbula. Esta terapia puede ser útil en casos de disfagia, trastornos de la articulación del habla, respiración oral y otras afecciones relacionadas con la función orofacial.

El terapeuta miofuncional trabaja con el niño para mejorar el control y la coordinación de los músculos de la boca y la garganta, así como para fortalecer estos músculos y mejorar su tono. Las actividades pueden incluir ejercicios para la lengua, labios y mejillas, así como técnicas para mejorar la respiración y la deglución.

En la terapia miofuncional, el terapeuta también puede trabajar en la corrección de hábitos orales inadecuados, como la succión del pulgar o los dedos, la respiración oral y el uso excesivo de la boca para hablar. Además, se puede enseñar al niño a utilizar técnicas de relajación para reducir la tensión en los músculos orofaciales.

La terapia miofuncional suele ser un proceso a largo plazo y puede requerir la participación activa del niño y de sus padres en el hogar. Se puede trabajar con el niño individualmente o en grupo.

Existen diversas técnicas para mejorar la coordinación y la fuerza de los músculos orofaciales en la terapia miofuncional en niños con disfagia. Algunas de estas técnicas incluyen:

1. Ejercicios de fortalecimiento de la lengua, los labios, las mejillas y la mandíbula: Estos ejercicios consisten en movimientos repetitivos de los músculos orofaciales para mejorar la fuerza y la coordinación.
2. Ejercicios de movilidad lingual: Estos ejercicios implican la movilización de la lengua en diferentes direcciones para mejorar su flexibilidad y coordinación.
3. Estimulación sensorial: La estimulación táctil y gustativa de la boca y la lengua puede ayudar a mejorar la sensación y la coordinación de los músculos orofaciales.

4. Ejercicios de deglución: Estos ejercicios implican la práctica de la deglución con diferentes texturas y volúmenes de alimentos para mejorar la coordinación y la fuerza de los músculos orofaciales.
5. Terapia de vibración oral: Esta técnica consiste en la aplicación de vibración en la lengua y los músculos orofaciales para mejorar su fuerza y coordinación.
6. Estiramiento de los músculos orofaciales: Los estiramientos pueden ayudar a mejorar la flexibilidad y la coordinación de los músculos orofaciales.
7. Terapia de ejercicios oromotores: Esta técnica implica la práctica de ejercicios específicos para mejorar la coordinación y la fuerza de los músculos orofaciales implicados en la deglución.

Deglución supraglótica

La deglución supraglótica es una técnica que se utiliza en pacientes con disfagia para evitar la aspiración de alimentos o líquidos hacia los pulmones. Esta técnica consiste en realizar una contracción fuerte y rápida de los músculos supraglóticos (es decir, aquellos músculos ubicados por encima de las cuerdas vocales) al mismo tiempo que se inicia la deglución. La contracción supraglótica cierra temporalmente la vía aérea, lo que impide que el alimento o líquido llegue a los pulmones y reduce el riesgo de aspiración.

La deglución supraglótica se realiza de forma voluntaria y consciente por parte del paciente y puede ser utilizada en combinación con otras técnicas de deglución para mejorar la seguridad y eficacia de la alimentación. Esta técnica es especialmente útil en pacientes con disfagia orofaríngea grave o en aquellos que presentan una reducción importante del reflejo de la tos, ya que estos pacientes tienen mayor riesgo de aspiración.

Consiste en retener el aire en los pulmones mientras se traga el alimento. La idea es que el aire que se retiene actúa como una especie de barrera protectora para evitar que los alimentos entren en las vías respiratorias.

Para explicarle a la persona cómo realizar esta técnica, se puede indicar lo siguiente:

1. Inhalar profundamente por la nariz, retener el aire en los pulmones y mantener la boca cerrada.
2. Tomar el alimento en la boca y masticarlo bien.
3. Cuando esté listo para tragar, mantener el aire en los pulmones y tragar el alimento mientras se mantiene la boca cerrada.
4. Exhalar lentamente por la nariz una vez que se haya tragado el alimento.

Nutrición enteral

La nutrición enteral en la disfagia consiste en proporcionar nutrientes y líquidos a través de una sonda que se coloca en el estómago o en el intestino delgado. Se utiliza en casos en los que el paciente no puede tragar adecuadamente los alimentos sólidos o líquidos y/o tiene un alto riesgo de aspiración pulmonar. La sonda puede ser colocada a través de la nariz (sonda nasogástrica) o directamente en el abdomen (gastrostomía o yeyunostomía).

La elección del tipo de sonda y la localización depende de la duración prevista de la nutrición enteral y de la situación clínica del paciente. La nutrición enteral puede ser administrada de manera intermitente o continua, y la composición y cantidad del alimento se ajustará de acuerdo con las necesidades nutricionales y la tolerancia del paciente.

Tipo de sonda	Localización	Duración prevista de la nutrición	Características
Sonda nasogástrica	Estómago	Corta duración, de semanas a algunos meses	Se inserta a través de la nariz y baja hasta el estómago. Es una opción temporal y se utiliza en pacientes que pueden tolerar la alimentación oral pero necesitan una ayuda temporal. Requiere una fijación adecuada para evitar su extracción accidental.
Gastrostomía percutánea endoscópica (PEG)	Estómago	Indefinida, desde algunas semanas hasta años	Se realiza una pequeña incisión en el abdomen y se inserta la sonda a través de la piel y la pared del estómago con la ayuda de un endoscopio. Es una opción más permanente que la sonda nasogástrica y se utiliza en pacientes que no pueden alimentarse por vía oral durante un período prolongado. Requiere cuidados regulares para prevenir infecciones y complicaciones.
Yeyunostomía	Yeyuno	Indefinida, desde algunas semanas hasta años	Se inserta una sonda a través de la pared abdominal en el yeyuno, la parte del intestino delgado que sigue al estómago. Se utiliza en pacientes que no pueden tolerar la alimentación gástrica debido a trastornos del vaciado gástrico o reflujo gastroesofágico severo. Requiere cuidados y seguimiento regulares, ya que la sonda puede desplazarse o obstruirse.

Tipo de sonda	Localización	Duración prevista de la nutrición	Características
Gastrostomía quirúrgica	Estómago	Indefinida, desde algunas semanas hasta años	Se realiza una incisión quirúrgica en el abdomen y se inserta la sonda a través de la piel y la pared del estómago. Es similar a la PEG, pero se realiza mediante cirugía abierta en lugar de endoscopia. Se utiliza en pacientes que no pueden alimentarse por vía oral durante un período prolongado. Requiere cuidados regulares para prevenir infecciones y complicaciones.

Puntos clave

- La disfagia en niños puede ser debida a diversas causas, como trastornos neurológicos, malformaciones congénitas, enfermedades inflamatorias o infecciosas, etc.
- La evaluación de un niño con disfagia debe comenzar por una valoración de la situación respiratoria, para descartar una obstrucción de la vía aérea. Luego, se debe realizar una historia clínica y un examen físico exhaustivo, para determinar la causa de la disfagia.
- Para el diagnóstico de la disfagia, se utilizan diversas técnicas, como la videofluoroscopia, la manometría, la endoscopia, etc.
- El tratamiento de la disfagia es individualizado, en función de la causa subyacente y las características del paciente. Puede incluir cambios en la postura, técnicas de deglución, nutrición enteral, cirugía, etc.
- En el caso de la disfagia orofaríngea en niños con parálisis infantil, el plan de tratamiento debe ser multidisciplinar, con la presencia de diferentes especialistas.
- Es importante tener en cuenta que la alimentación es un proceso complejo que va más allá de la deglución, y que puede haber otros problemas asociados, como dificultad para adquirir la comida o enfermedades crónicas de otros aparatos.
- Las técnicas terapéuticas para la disfagia incluyen cambios en la postura, alteración del bolo, maniobras para deglutir, técnicas de sensibilización, nutrición enteral, cirugía, etc. Es importante que estas técnicas sean individualizadas y valoradas por un especialista en disfagia.

Bibliografía

1. Clavé, P., Arreola, V., Velasco, M., Quer, M., Maria Castellví, J., Almirall, J., García Peris, P., & Carrau, R. (2007). Diagnóstico y tratamiento de la disfagia orofaríngea funcional. Aspectos de Interés para el Cirujano Digestivo. *Cirugía Española*, *82*(2), 62–76. https://doi.org/10.1016/s0009-739x(07)71672-x

2. García Burriel, J. I. (2014). Disfagia en la infancia. *Anales De Pediatría Continuada*, *12*(5), 221–230. https://doi.org/10.1016/s1696-2818(14)70195-7

3. García Navarro, M. E., Tacoronte Morales, M. B., Sarduy Sánchez, I., Abdo Cuza, A., Galvizú Sánchez, R., Torres Montoya, A., & Leal, E. (2000). Influencia de la Estimulación Temprana en la parálisis cerebral. *Revista De Neurología*, *31*(08), 716. https://doi.org/10.33588/rn.3108.99502

4. González Amigo, J. (1970, January 1). *Terapia miofuncional en pacientes con parálisis cerebral*. UVaDOC Principal. Retrieved March 8, 2023, from https://uvadoc.uva.es/handle/10324/12146

5. Kakodkar, K., & Schroeder, J. W. (2013). Pediatric dysphagia. *Pediatric Clinics of North America*, *60*(4), 969–977. https://doi.org/10.1016/j.pcl.2013.04.010

6. Lefton-Greif, M.A.. Pediatric dysphagia. Phys Med Rehabil Clin N Am., 19 (2008), pp. 837-851 http://dx.doi.org/10.1016/j.pmr.2008.05.007

7. Rudolph, C.D., D.T. Link. Feeding disorders in infants and children. Pediatr Clin North Am., 49 (2002), pp. 97-112

8. Tuchman, D.N. Disorden of deglutition. Walker's pediatric gastrointestinal disease, pp. 37-46

9. Erasmus, C. E., van Hulst, K., Rotteveel, J. J., Willemsen, M. A., & Jongerius, P. H. (2011). Clinical practice. European Journal of Pediatrics, 171(3), 409–414. https://doi.org/10.1007/s00431-011-1570-y

10. Mezoff, E.A.. Focus on diagnosis: dysphagia. http://dx.doi.org/10.1542/pir.33-11-518

Técnicas de alimentación seguras para padres con niños con disfagia que se implementen en casa

Ciertas técnicas de alimentación pueden ayudar a los padres a garantizar la seguridad de la alimentación en casa para niños con disfagia. Algunas de estas técnicas son:

1. **Postura adecuada**: Sentar al niño en una silla con la espalda recta y el cuello en posición neutra puede facilitar la deglución y prevenir la aspiración.
2. **Tamaño y consistencia adecuados de los alimentos**: Los alimentos deben ser cortados en trozos pequeños y blandos para facilitar la deglución y evitar la obstrucción de la vía aérea.
3. **Alimentos fáciles de tragar**: Se recomienda elegir alimentos que sean fáciles de tragar, como purés o alimentos suaves y húmedos. Los alimentos secos o duros deben evitarse, ya que pueden ser difíciles de masticar y tragar.
4. **Tiempo adecuado para la alimentación**: Es importante dar tiempo suficiente para que el niño mastique y trague correctamente los alimentos, sin apresurar el proceso.
5. **Estimulación sensorial**: Algunos niños con disfagia pueden necesitar estimulación sensorial para facilitar la deglución, como la aplicación de presión suave en la lengua o los lados de la boca.
6. **Utilizar utensilios adecuados**: Los utensilios adecuados, como cucharas pequeñas o tenedores, pueden facilitar la alimentación y la deglución.
7. **Supervisión durante la alimentación**: Siempre se debe supervisar al niño durante la alimentación para detectar signos de dificultad para tragar o de aspiración.

Es importante que los padres trabajen en colaboración con un logopeda y/o un profesional de la salud para diseñar un plan de alimentación individualizado para el niño con disfagia. El plan debe tener en cuenta las necesidades específicas del niño y adaptarse a medida que el niño vaya mejorando en su capacidad para tragar.

La **Schedule for Oral Motor Assessment (SOMA)** es una herramienta de evaluación clínica utilizada por los profesionales de la salud para evaluar la función oral-motor en niños con trastornos de la alimentación y la deglución, como la disfagia.

El SOMA se enfoca en evaluar la fuerza y coordinación de los músculos orofaciales, la capacidad para masticar y tragar, y la presencia de reflejos orales anormales. La evaluación se realiza a través de una serie de pruebas que incluyen la observación de la postura y el tono muscular, la evaluación de la capacidad de masticación y deglución, y la evaluación de la presencia de reflejos orales primitivos.

El objetivo del SOMA es proporcionar una evaluación precisa y completa de la función oral-motor del niño y desarrollar un plan de tratamiento individualizado para abordar las áreas de preocupación identificadas durante la evaluación.

Es importante destacar que el SOMA es solo una herramienta de evaluación y debe ser utilizado en combinación con otras pruebas clínicas y evaluaciones para obtener un diagnóstico preciso y desarrollar un plan de tratamiento efectivo para la disfagia.

La utilización de herramientas de evaluación como el SOMA en el campo de la disfagia ayuda a los profesionales de la salud a identificar las áreas de preocupación específicas y proporcionar tratamientos y terapias individualizados para ayudar a los niños a mejorar su capacidad de alimentación y deglución.

Ítem	Descripción
1	Control oral y facial de la saliva
2	Grado de conciencia oral
3	Apertura y cierre de la mandíbula
4	Movilidad lateral de la mandíbula
5	Estabilidad mandibular en movimientos de elevación de la lengua y/o paladar blando
6	Movilidad y elevación del paladar blando
7	Movilidad y elevación de la lengua
8	Habilidad para mover alimentos y líquidos en la boca
9	Grado de preparación oral del bolo alimenticio
10	Coordinación de deglución y respiración
11	Reflejos faríngeos
12	Función laringea
13	Función esofágica
14	Función gástrica
15	Evaluación de la alimentación enteral y/o parenteral
16	Evaluación de la interacción social y la comunicación en la alimentación
17	Evaluación de la influencia de la alimentación en el comportamiento del niño

Cada uno de estos ítems se evalúa en una escala de 5 puntos, desde 0 (no se observa) hasta 4 (el niño muestra la habilidad en todas las condiciones). El SOMA es una herramienta útil para la evaluación y tratamiento de la disfagia en niños, ya que permite la identificación de los déficits específicos en la función oral-motora y la planificación de intervenciones terapéuticas individualizadas.

Dysphagia Disorders Survey (DDS) es una herramienta de evaluación que se utiliza para identificar los problemas de deglución en adultos. Fue desarrollado por Robbins et al. (1999) y consiste en un cuestionario que se completa por el paciente o por un cuidador informado. El cuestionario se enfoca en los síntomas de la disfagia, como la dificultad para tragar, la sensación de que los alimentos se quedan atrapados en la garganta, la tos o la aspiración durante la alimentación.

El DDS se compone de 25 ítems que evalúan la frecuencia y la severidad de los síntomas de la disfagia. Las preguntas se dividen en tres categorías: síntomas de la disfagia, limitaciones alimentarias y complicaciones médicas relacionadas con la disfagia. El DDS es fácil de administrar y puede ser utilizado en pacientes con diferentes grados de disfagia, incluyendo aquellos con disfagia leve y aquellos con disfagia grave.

El DDS ha demostrado ser una herramienta fiable y válida para la evaluación de la disfagia en adultos. Es fácil de usar y se puede completar en un corto periodo de tiempo, lo que lo hace ideal para su uso en la práctica clínica. El DDS se ha utilizado en diferentes contextos clínicos, incluyendo hospitales, clínicas de rehabilitación y consultorios de atención primaria.

En resumen, el DDS es una herramienta de evaluación útil para la identificación y la evaluación de los síntomas de la disfagia en adultos. Es fácil de administrar y ha demostrado ser fiable y válido en diferentes contextos clínicos. El DDS puede ayudar a los profesionales de la salud a identificar la disfagia en un estadio temprano y a desarrollar planes de tratamiento individualizados para mejorar la deglución y la alimentación en adultos.

Item	Definición
Parte 1. Factores relacionados	
Índice de masa corporal (IMC)	Puntuación para evaluar el peso en relación a la altura del paciente.
Independencia	Capacidad del paciente para alimentarse por sí mismo.
Control postural del cuerpo	Capacidad del paciente para estabilizar la cabeza, el cuello y el tórax durante la alimentación.
Consistencia de la dieta	Restricciones de textura y viscosidad en la dieta del paciente.
Utensilios adaptativos	Uso de utensilios para facilitar una mejor gestión oral durante la alimentación.
Técnicas especiales de alimentación	Uso de técnicas compensatorias durante la alimentación.
Soportes y alineaciones para sentarse	Uso de soportes para mantener una postura erguida durante la alimentación o para comer reclinado.
Parte 2. Competencia en alimentación y deglución	
Orientación	Alerta y ajuste postural para la aproximación del bolo alimenticio.
Recepción	Extracción del alimento líquido o sólido del utensilio o mordiendo el bolo.
Contención	Mantenimiento del alimento en la boca durante el transporte y procesamiento oral.
Transporte oral	Movimiento del alimento en la boca y eliminación de los residuos orales al tragar.

Item	Definición
Masticación	Fuerza y duración adecuadas de la masticación para reducir el bolo a una consistencia lista para tragar.
Deglución faringo-esofágica	Inicio rápido y efectivo de la deglución faringo-esofágica, secuencialidad de sorbos y deglución.
Deglución posfaríngea	Ausencia de signos clínicos de trastornos y eliminación de residuos del tracto respiratorio superior.
Esfínteres esofágicos	Transporte efectivo del bolo alimenticio al estómago y ausencia de signos clínicos de trastornos.

Nivel de trastorno de deglución y alimentación	Definición
Nivel 1	No hay signos ni síntomas de trastorno de deglución o alimentación en la preparación oral, oral-faríngea o esofágica de la deglución. La capacidad de deglución es funcional para todos los tipos de bolo alimenticio. No hay síntomas de comportamientos inseguros o anoréxicos relacionados. Puede depender de la alimentación.
Nivel 2	El trastorno de deglución y alimentación y los comportamientos inseguros o anoréxicos pueden ser manejados con un solo tipo de estrategia: utensilios adaptativos, restricciones dietéticas, posturas, estrategias adaptativas de alimentación/deglución o medicamentos. La persona mantiene una salud satisfactoria en cuanto a nutrición, hidratación y función respiratoria.
Nivel 3	El trastorno de deglución y alimentación y los comportamientos inseguros o anoréxicos pueden ser manejados con una combinación de dos o más tipos de estrategias, incluyendo utensilios adaptativos, restricciones dietéticas, posturas, estrategias adaptativas de alimentación/deglución y/o medicamentos. La persona mantiene una salud satisfactoria en cuanto a nutrición, hidratación y función respiratoria.
Nivel 4	El manejo del trastorno de deglución y alimentación y los comportamientos inseguros o anoréxicos incluyen una combinación de dos o más tipos de estrategias, incluyendo utensilios adaptativos, restricciones dietéticas, posturas, estrategias adaptativas de alimentación/deglución y/o medicamentos. Los problemas nutricionales, de hidratación o respiratorios relacionados persisten a pesar del programa de manejo.
Nivel 5	El trastorno es manejado con alimentación no oral para suplementar o alimentación total. Los problemas nutricionales, de hidratación y/o respiratorios relacionados pueden persistir o la condición puede ser satisfactoria.

El tratamiento de la disfagia pediátrica se basa en los principios desarrollados por la Dra. Joan Arvedson, una destacada experta en disfagia pediátrica. Estos principios se refieren a un enfoque de tratamiento integral que se centra en las necesidades individuales de cada paciente con disfagia. Estos principios se basan en la idea de que cada paciente tiene su propio conjunto de factores de riesgo y necesidades de tratamiento únicas, y que el enfoque terapéutico debe ser adaptado a estas necesidades específicas.

Los principios de Arvedson incluyen la evaluación integral de la disfagia, la intervención temprana, la consideración de los factores ambientales y psicosociales, la educación y la colaboración con el equipo multidisciplinario. Además, estos principios enfatizan la importancia de un enfoque holístico que aborde no solo la disfagia en sí misma, sino también las necesidades nutricionales y emocionales del paciente.

Los principios de Arvedson incluyen los siguientes:

1. **Evaluación exhaustiva:** se debe realizar una evaluación exhaustiva del niño, incluyendo una evaluación clínica, pruebas de deglución y exámenes radiológicos, si es necesario. Esta evaluación debe incluir la evaluación de los músculos y nervios relacionados con la deglución, la evaluación de la postura y la posición de la cabeza y el cuello, y la evaluación de la función respiratoria.
2. **Tratamiento individualizado:** el tratamiento de la disfagia pediátrica debe ser individualizado y adaptado a las necesidades específicas del niño. Se deben considerar factores como la edad, la gravedad de la disfagia, la etiología subyacente y las preferencias alimentarias del niño.
3. **Enfoque multidisciplinario:** se debe trabajar en equipo con otros profesionales de la salud, como logopedas, terapeutas ocupacionales, fisioterapeutas y nutricionistas, para proporcionar una intervención integral y coordinada.
4. **Intervenciones específicas:** se deben implementar intervenciones específicas para abordar los problemas identificados en la evaluación. Estas pueden incluir técnicas de estimulación sensorial y motora, cambios en la consistencia y textura de los alimentos, y la enseñanza de técnicas de deglución segura.
5. **Seguimiento y evaluación continua:** se debe realizar un seguimiento y evaluación continua del niño para determinar la efectividad del tratamiento y realizar ajustes según sea necesario.

Reglas de alimentos para cuidadores aplicables para niños con disfagia	Descripción
Alimentos adecuados	Los alimentos adecuados para los niños con disfagia deben ser blandos y suaves, fáciles de masticar y tragar. Se recomienda evitar los alimentos duros, crujientes o pegajosos. Es importante asegurarse de que los alimentos estén bien cocidos y desmenuzables.
Tamaño de las porciones	Las porciones de alimentos para los niños con disfagia deben ser pequeñas y manejables. Esto les permite masticar y tragar más fácilmente. Además, se debe evitar el exceso de comida en la boca del niño.

Reglas de alimentos para cuidadores aplicables para niños con disfagia	Descripción
Textura de los alimentos	La textura de los alimentos es importante para los niños con disfagia. Los alimentos deben ser suaves y fáciles de masticar, y no deben contener trozos grandes o gruesos. Se recomienda cortar los alimentos en trozos pequeños o triturarlos para hacerlos más manejables.
Consistencia de los líquidos	Los líquidos deben ser espesados para que sean más fáciles de tragar y reducir el riesgo de aspiración. La consistencia debe ser como la del jarabe o el pudín. Es importante seguir las recomendaciones del logopeda o profesional de la salud sobre la consistencia adecuada de los líquidos.
Posición del niño al comer	La posición del niño al comer es importante para la seguridad y la eficacia de la alimentación. Se recomienda sentar al niño en posición vertical con la cabeza ligeramente inclinada hacia adelante. Esto ayuda a evitar la aspiración y facilita la deglución.
Supervisión durante la alimentación	La supervisión durante la alimentación es importante para asegurarse de que el niño no se atragante ni tenga dificultades para tragar. Se recomienda estar presente durante la alimentación y observar al niño para detectar signos de problemas. Además, es importante evitar distracciones durante la alimentación, como dispositivos electrónicos o televisión.
Velocidad de la alimentación	La velocidad de la alimentación es importante para los niños con disfagia. Se recomienda que la alimentación sea lenta y pausada para permitir que el niño mastique y trague adecuadamente. Es importante evitar la alimentación apresurada o la ingesta rápida de alimentos.
Paciencia y estímulo	La paciencia y el estímulo son importantes para los niños con disfagia. Es importante ser paciente durante la alimentación y permitir que el niño mastique y trague a su propio ritmo. Además, se recomienda el estímulo positivo durante la alimentación, como el elogio y la motivación, para ayudar al niño a mantenerse motivado y seguro durante la alimentación.

Programa bucomotor no nutritivo

La estimulación bucomotora no nutritiva es una técnica utilizada en la terapia de disfagia para fortalecer los músculos de la boca y mejorar la coordinación y el control de los movimientos orales. Esta técnica implica la realización de ejercicios que no involucran la ingesta de alimentos o líquidos.

Hay diferentes tipos de técnicas de estimulación bucomotora no nutritiva que se pueden utilizar, incluyendo:

1. Ejercicios de labios: Los ejercicios de labios pueden ayudar a fortalecer los músculos del labio y mejorar el sellado labial. Se pueden realizar diferentes ejercicios, como hacer pucheros o soplar globos.
2. Ejercicios de lengua: Los ejercicios de lengua pueden ayudar a mejorar la movilidad y la fuerza de la lengua. Se pueden realizar diferentes ejercicios, como tocar diferentes puntos de la boca con la punta de la lengua o mover la lengua hacia arriba y hacia abajo.
3. Ejercicios de mejillas: Los ejercicios de mejillas pueden ayudar a mejorar la capacidad de las mejillas para mover el alimento dentro de la boca. Se pueden realizar diferentes ejercicios, como inflar las mejillas o mover los alimentos de un lado a otro de la boca.
4. Ejercicios de mandíbula: Los ejercicios de mandíbula pueden ayudar a mejorar la fuerza y la coordinación de la mandíbula. Se pueden realizar diferentes ejercicios, como abrir y cerrar la boca o masticar goma de mascar.

La estimulación bucomotora no nutritiva se utiliza en diferentes momentos del proceso de terapia de disfagia, dependiendo de las necesidades individuales del paciente. Se puede utilizar al principio de la terapia para mejorar la fuerza y la coordinación de los músculos orales, o como una intervención de mantenimiento para prevenir la debilidad muscular y mantener la función oral.

Técnica	Cuándo se utiliza	Cómo se utiliza
Ejercicios orales	Antes de la comida	Realizar ejercicios orales simples, como soplar burbujas, mover la lengua hacia los lados y hacia arriba y abajo, apretar los labios juntos y abrir y cerrar la boca varias veces.
Masaje oral	Antes de la comida	Masajear suavemente las mejillas, los labios y la mandíbula para estimular la sensación y la movilidad.
Vibración oral	Antes de la comida	Usar un dispositivo de vibración oral para estimular los músculos orales y aumentar la conciencia sensorial en la boca.
Estimulación sensorial	Antes y durante la comida	Proporcionar diferentes texturas y sabores en la boca para estimular la sensación y la respuesta oral.
Cepillado oral	Antes y después de la comida	Usar un cepillo de dientes suave o un dedal de silicona para estimular la sensación y la movilidad oral.
Terapia de lenguaje	Durante todo el día	Trabajar con un terapeuta del habla y el lenguaje para diseñar un plan de tratamiento individualizado para mejorar la fuerza, la coordinación y la movilidad oral.

Programa bucomotor nutritivo

La estimulación bucomotora nutritiva es una técnica que se utiliza para ayudar a mejorar la coordinación y fuerza muscular necesarias para la alimentación y la deglución. Esta técnica se utiliza cuando hay problemas de alimentación y deglución, como la disfagia.

La estimulación bucomotora nutritiva implica el uso de alimentos y líquidos que pueden ayudar a mejorar la fuerza muscular y la coordinación en la boca y la garganta. Algunas técnicas que se utilizan en la estimulación bucomotora nutritiva incluyen:

1. Alimentación con cuchara: La alimentación con cuchara implica la colocación de alimentos en una cuchara y su presentación al niño para que él o ella lo coma. Esta técnica puede ayudar a mejorar la coordinación y la fuerza muscular necesarias para la alimentación y la deglución.
2. Chupeteo: El chupeteo es una técnica que implica la colocación de una cuchara con alimentos líquidos en la boca del niño para que chupe y trague. Esta técnica puede ayudar a mejorar la coordinación de la deglución y la fuerza muscular necesarias para la alimentación.
3. Masticación de alimentos sólidos: La masticación de alimentos sólidos puede ayudar a mejorar la coordinación y la fuerza muscular necesarias para la alimentación y la deglución. Los alimentos sólidos deben ser de textura adecuada para la edad y habilidades de masticación del niño.
4. Uso de pajitas: El uso de pajitas puede ayudar a mejorar la coordinación y la fuerza muscular necesarias para la deglución. Se recomienda el uso de pajitas finas y de longitud adecuada para el niño.
5. Ejercicios de succión: Los ejercicios de succión pueden ayudar a mejorar la fuerza muscular necesaria para la alimentación y la deglución. Se pueden utilizar biberones, tazas con pajita, jeringas orales, entre otros dispositivos para llevar a cabo estos ejercicios.

Técnica	Cuándo se utiliza	Cómo se utiliza
Cuchara plana	Para ayudar a la elevación lingual y el transporte de alimentos	Colocar la cuchara plana en la lengua del niño y levantar suavemente para ayudar a transportar el alimento hacia la garganta
Dedo índice	Para la preparación y el transporte del alimento	Usar el dedo índice para masajear suavemente las mejillas y la lengua del niño antes de ofrecer los alimentos

Técnica	Cuándo se utiliza	Cómo se utiliza
Succión no nutritiva	Para fortalecer los músculos de la boca y aumentar la sensibilidad	Ofrecer un chupete o pajita para que el niño succione, trabajando los músculos de la boca
Cepillo para la lengua	Para mejorar la coordinación oral	Usar un cepillo suave para estimular suavemente la lengua del niño en un patrón circular o de lado a lado
Masaje facial	Para aumentar la sensibilidad y mejorar la coordinación oral	Usar los dedos para masajear suavemente las mejillas y la mandíbula del niño en un patrón circular o de lado a lado

Bibliografía

1. Arvedson, J. C., & Lefton-Greif, M. A. (1998). Pediatric swallowing and feeding: Assessment and management. Singular.
2. Benfer, K. A., Weir, K. A., Bell, K. L., Ware, R. S., Davies, P. S., & Boyd, R. N. (2014). Oropharyngeal dysphagia and gross motor skills in children with cerebral palsy. Pediatrics, 133(5), e1309-e1315.
3. Gosa, M. M., & Ross, K. A. (2019). Pediatric Dysphagia. In Dysphagia (pp. 557-568). Springer.
4. Lefton-Greif, M. A., Arvedson, J. C., & Lefton-Greif, M. A. (1998). Pediatric swallowing and feeding: Assessment and management. Singular.
5. Lefton-Greif, M. A., & McGrattan, K. (2020). Feeding and swallowing in infants and young children. Seminars in pediatric neurology, 33, 100810.
6. Perlman, A. L. (2011). Dysphagia in children: medical, surgical, and rehabilitative interventions. Demos Medical Publishing.
7. Sheppard JJ, Hochman R, Baer C. The dysphagia disorder survey: validation of an assessment for swallowing and feeding function in developmental disability. Res Dev Disabil. 2014 May;35(5):929-42. doi: 10.1016/j.ridd.2014.02.017. Epub 2014 Mar 15. PMID: 24637033.

La importancia del trabajo interdisciplinario entre profesionales de la salud y la educación en los trastornos del lenguaje

Los trastornos del lenguaje en niños y adolescentes pueden tener un impacto significativo en su desarrollo cognitivo, emocional y social. Para abordar estas dificultades de manera efectiva, es crucial contar con un enfoque interdisciplinario que involucre a profesionales de la salud y la educación. Este ensayo examina la importancia de la colaboración entre estos profesionales en la evaluación, el diagnóstico y el tratamiento de los trastornos del lenguaje, así como en la promoción del bienestar y el éxito académico de los afectados.

Colaboración en la evaluación y el diagnóstico

La detección temprana y el diagnóstico preciso de los trastornos del lenguaje son cruciales para garantizar intervenciones apropiadas y oportunas, lo que maximiza las posibilidades de éxito en el tratamiento y mejora el pronóstico a largo plazo. Los profesionales de la salud, como médicos, neuropsicólogos y logopedas, desempeñan un papel vital en la identificación y evaluación de los trastornos del lenguaje mediante la utilización de instrumentos de evaluación clínica y pruebas especializadas para identificar déficits específicos en la adquisición y el desarrollo del lenguaje.

La evaluación clínica puede incluir la observación del comportamiento, la interacción social y la comunicación del niño en diferentes contextos y situaciones. Los profesionales también pueden emplear pruebas estandarizadas y validadas para evaluar aspectos específicos del lenguaje, como la fonología, la morfología, la sintaxis, la semántica y la pragmática. Estas pruebas permiten a los profesionales establecer un perfil detallado de las habilidades lingüísticas del niño y detectar posibles anomalías en el desarrollo.

Además, las pruebas neuropsicológicas pueden proporcionar información importante sobre las habilidades cognitivas del niño, como la memoria de trabajo, la atención y las habilidades visoespaciales, que podrían estar relacionadas con las dificultades en el lenguaje. Los estudios de neuroimagen, como la resonancia magnética funcional (fMRI) y la electroencefalografía (EEG), también pueden utilizarse para investigar la actividad cerebral y las posibles anomalías estructurales o funcionales asociadas a los trastornos del lenguaje.

La colaboración entre estos profesionales y la comunicación efectiva de los resultados de las evaluaciones es esencial para desarrollar un plan de intervención individualizado y adaptado a las necesidades específicas de cada niño. La detección temprana y el diagnóstico preciso también permiten a los profesionales de la educación y a los padres adaptar las estrategias de enseñanza y apoyo, lo que puede mejorar significativamente el rendimiento académico y la calidad de vida de los niños con trastornos del lenguaje.

Por otro lado, los educadores, como maestros y orientadores, pueden proporcionar información esencial sobre el rendimiento académico y las habilidades sociales del niño en el entorno escolar. La colaboración entre estos profesionales puede ayudar a obtener una imagen más completa y precisa de las dificultades del niño, lo que permite un diagnóstico más preciso y un plan de tratamiento adecuado.

Plan para la detección temprana para educadores

Un plan de detección temprana para educadores debe incluir estrategias y herramientas específicas para identificar a los niños que podrían tener trastornos del lenguaje en las primeras etapas de su desarrollo. A continuación, se presenta un plan detallado que los educadores pueden implementar para detectar tempranamente posibles trastornos del lenguaje:

1. **Capacitación y concienciación**: Asegurar que los educadores estén capacitados y conscientes de los signos y síntomas de los trastornos del lenguaje y la importancia de la detección temprana.
2. **Observación continua**: Los educadores deben observar de manera activa y sistemática el progreso del lenguaje y la comunicación de los niños en el aula y durante las actividades extracurriculares.
3. **Utilización de listas de verificación y escalas de evaluación**: Los educadores pueden emplear listas de verificación y escalas de evaluación específicas para el desarrollo del lenguaje, como la Escala de Desarrollo del Lenguaje en Preescolares (PLS, por sus siglas en inglés) o la Escala de Observación del Desarrollo del Lenguaje (ODLS), para monitorear y documentar el progreso de los niños.
4. **Monitoreo de hitos del desarrollo**: Los educadores deben estar familiarizados con los hitos del desarrollo del lenguaje y comparar el progreso de los niños con las expectativas apropiadas para su edad.
5. **Revisión periódica de los registros**: Los educadores deben revisar periódicamente los registros de observación y evaluación de los niños para identificar a aquellos que puedan estar en riesgo de tener trastornos del lenguaje.
6. **Implementación de intervenciones tempranas en el aula**: Si se identifican preocupaciones, los educadores pueden implementar intervenciones tempranas en el aula para apoyar el desarrollo del lenguaje del niño, como adaptaciones en la enseñanza, apoyo adicional o actividades específicas para mejorar las habilidades lingüísticas.
7. **Comunicación con los padres y tutores**: Los educadores deben mantener una comunicación abierta y regular con los padres y tutores sobre el progreso del lenguaje de sus hijos y discutir cualquier preocupación que puedan tener.
8. **Referencia a profesionales de la salud**: Si las intervenciones tempranas en el aula no parecen ser suficientes, los educadores deben remitir al niño a profesionales de la salud, como logopedas o psicólogos, para una evaluación y diagnóstico más exhaustivos.
9. **Colaboración interdisciplinaria**: Los educadores deben colaborar estrechamente con los profesionales de la salud y otros miembros del equipo interdisciplinario para desarrollar e implementar un plan de intervención individualizado y adaptado a las necesidades del niño.
10. **Seguimiento y evaluación**: Los educadores deben monitorear continuamente el progreso del niño y ajustar el plan de intervención según sea necesario, en colaboración con los padres, tutores y profesionales de la salud involucrados.

Al implementar este plan de detección temprana, los educadores pueden identificar a los niños con trastornos del lenguaje en las primeras etapas

Puntos de observación que un logopeda debe tener en la consulta

Durante una consulta con un niño que presenta un trastorno del lenguaje, un logopeda debe estar atento a varios aspectos clave para evaluar de manera adecuada y completa las habilidades comunicativas y del lenguaje del niño. Algunos de los puntos de observación clave incluyen:

1. **Comprensión auditiva**: Evaluar la capacidad del niño para comprender el lenguaje hablado, incluyendo su habilidad para seguir instrucciones y responder a preguntas.
2. **Expresión verbal**: Observar la fluidez, el vocabulario, la gramática y la pronunciación del niño al hablar. Prestar atención a posibles dificultades en la producción de sonidos o palabras específicas y errores gramaticales recurrentes.
3. **Comunicación no verbal**: Evaluar las habilidades del niño en la comunicación no verbal, como el contacto visual, la expresión facial, los gestos y el lenguaje corporal.
4. **Habilidades pragmáticas**: Observar las habilidades del niño para utilizar el lenguaje de manera apropiada y efectiva en diferentes contextos sociales y cómo se adapta a las normas y convenciones comunicativas.
5. **Habilidades de lectura y escritura**: Evaluar las habilidades de lectura y escritura del niño, incluyendo la decodificación, la comprensión lectora y la producción de textos escritos.
6. **Memoria de trabajo y atención**: Observar la capacidad del niño para mantener y manipular información en la memoria a corto plazo y prestar atención a las tareas relacionadas con el lenguaje.
7. **Habilidades fonológicas**: Evaluar la capacidad del niño para reconocer y manipular los sonidos del lenguaje, como la segmentación y la mezcla de palabras y sílabas.
8. **Fluidez en el habla**: Prestar atención a posibles problemas de tartamudez o disfluencia en el habla del niño.
9. **Motivación y actitud**: Observar la motivación del niño para comunicarse y su actitud hacia el lenguaje y las actividades relacionadas.
10. **Interacción con los padres y otros adultos**: Observar cómo el niño se comunica e interactúa con los padres, tutores y otros adultos presentes durante la consulta.

Al observar cuidadosamente estos aspectos, el logopeda puede obtener una comprensión profunda del perfil de habilidades lingüísticas y comunicativas del niño, lo que permite diseñar e implementar intervenciones individualizadas y adaptadas a sus necesidades específicas.

Puntos de observación que un pediatra debe tener en la consulta

Durante una consulta con un niño que presenta un trastorno del lenguaje, un pediatra debe estar atento a varios aspectos clave para evaluar de manera adecuada y completa las habilidades comunicativas y del lenguaje del niño, así como otros factores de salud que pueden estar relacionados. Algunos de los puntos de observación clave incluyen:

1. **Historial médico y del desarrollo**: Revisar el historial médico y del desarrollo del niño, incluyendo los hitos del desarrollo del lenguaje y la comunicación, así como posibles factores de riesgo, como antecedentes familiares, complicaciones prenatales o perinatales y otros problemas de salud.
2. **Comunicación y lenguaje**: Evaluar la comprensión y la expresión verbal del niño, prestando atención a posibles dificultades en la producción de sonidos, palabras, gramática y pronunciación.
3. **Habilidades sociales y emocionales**: Observar cómo el niño interactúa con sus cuidadores y con otros niños, prestando atención a su capacidad para establecer contacto visual, usar gestos y expresiones faciales, y adaptarse a las normas sociales en la comunicación.
4. **Habilidades cognitivas**: Evaluar el funcionamiento cognitivo general del niño, incluyendo habilidades como la memoria de trabajo, la atención y la percepción auditiva.
5. **Audición**: Realizar una evaluación de la audición del niño para descartar problemas auditivos que puedan estar afectando sus habilidades de lenguaje y comunicación.
6. **Habilidades motoras orales**: Observar las habilidades motoras orales del niño, como la capacidad para mover la lengua, los labios y la mandíbula de manera adecuada y coordinada durante la producción del habla y la deglución.
7. **Comportamiento y emociones**: Prestar atención al comportamiento del niño durante la consulta, incluyendo posibles signos de ansiedad, frustración o retraimiento asociados con dificultades en la comunicación.
8. **Antecedentes escolares y académicos**: Revisar el rendimiento académico y el progreso escolar del niño, así como los informes de los maestros sobre su desempeño en el aula y su interacción con compañeros y adultos.
9. **Colaboración con otros profesionales**: Discutir la necesidad de referir al niño a otros especialistas, como logopedas, psicólogos o terapeutas ocupacionales, para una evaluación más detallada y/o tratamiento.
10. **Seguimiento y apoyo a la familia**: Brindar información y orientación a los padres sobre el trastorno del lenguaje y las posibles intervenciones, así como discutir la importancia del seguimiento y la colaboración con otros profesionales y el sistema escolar.

Al observar estos aspectos, el pediatra puede obtener una comprensión integral del perfil de habilidades lingüísticas y comunicativas del niño, así como de otros factores de salud que puedan estar relacionados, lo que permite brindar apoyo y orientación adecuados a la familia y garantizar que el niño reciba la atención y las intervenciones apropiadas.

Intervenciones y tratamiento

El tratamiento de los trastornos del lenguaje requiere un enfoque interdisciplinario que aborde tanto las dificultades lingüísticas como las emocionales y académicas. Los logopedas pueden trabajar en estrecha colaboración con los maestros para desarrollar estrategias de intervención específicas en el aula, como adaptaciones curriculares, apoyo pedagógico y actividades para mejorar las habilidades comunicativas. Además, los psicólogos y otros profesionales de la salud mental pueden brindar apoyo emocional y estrategias de afrontamiento para ayudar a los niños a manejar la frustración y la ansiedad asociadas con sus dificultades del lenguaje. Esta colaboración entre profesionales garantiza un enfoque integral y eficaz para el tratamiento de los trastornos del lenguaje.

Una **estrategia en la práctica** debería contar con los siguientes puntos:

1. **Creación de un ambiente inclusivo en el aula**: Los maestros pueden fomentar un ambiente de respeto y aceptación en el aula, promoviendo la interacción y la colaboración entre todos los estudiantes, independientemente de sus habilidades lingüísticas. Esto podría incluir la implementación de actividades grupales en las que los estudiantes trabajen juntos en proyectos y se apoyen mutuamente en sus aprendizajes.

2. **Uso de apoyos visuales y tecnológicos**: Los maestros pueden incorporar apoyos visuales, como gráficos, imágenes y presentaciones, para facilitar la comprensión y el seguimiento de las lecciones. También pueden utilizar aplicaciones y software educativo que ayuden a los niños con trastornos del lenguaje a mejorar sus habilidades de comunicación y a participar activamente en las actividades del aula.

3. **Mentoría entre pares**: Se puede asignar a un compañero de clase como mentor del niño con trastorno del lenguaje para brindar apoyo emocional y social. Este compañero puede ayudar al niño a integrarse en las actividades grupales, aclarar dudas o simplemente brindar amistad y compañía.

4. **Grupos de apoyo**: Se pueden organizar grupos de apoyo para estudiantes con trastornos del lenguaje y sus familias, en los que puedan compartir sus experiencias, desafíos y estrategias de afrontamiento. Esto puede ayudar a crear una red de apoyo y promover la inclusión social.

5. **Capacitación en habilidades sociales**: Los profesionales de la salud y la educación pueden trabajar juntos para desarrollar programas de capacitación en habilidades sociales para niños con trastornos del lenguaje. Estos programas pueden enseñar a los niños a reconocer y expresar emociones, resolver conflictos y establecer relaciones interpersonales saludables.

6. **Participación en actividades extracurriculares**: Fomentar la participación de los niños con trastornos del lenguaje en actividades extracurriculares, como clubes de arte, deportes o música, puede ayudar a desarrollar su autoestima y habilidades sociales. Los educadores y profesionales de la salud pueden colaborar para garantizar que estas actividades sean accesibles y apropiadas para las necesidades de los niños.

7. **Adaptaciones curriculares**: Los educadores pueden realizar adaptaciones en el currículo y en los métodos de enseñanza para garantizar que los niños con trastornos del lenguaje puedan acceder y participar en el aprendizaje de manera significativa. Estas adaptaciones pueden incluir la simplificación de las instrucciones, la provisión de ejemplos concretos y el uso de estrategias multisensoriales.

8. **Planes de apoyo individualizados**: Los profesionales de la salud y la educación pueden colaborar para desarrollar planes de apoyo individualizados que aborden las necesidades específicas de cada niño con trastorno del lenguaje. Estos planes pueden incluir objetivos de aprendizaje, estrategias de enseñanza y adaptaciones, así como recursos y servicios de apoyo emocional y social.

Tipo de intervención	Descripción	Ejemplos
Terapia del lenguaje	Intervención realizada por un logopeda para mejorar las habilidades lingüísticas y comunicativas del niño	Enseñanza de estrategias de comunicación, ejercicios de articulación, desarrollo de vocabulario y gramática
Apoyo educativo	Adaptaciones y modificaciones en el aula para facilitar el aprendizaje y la participación de los niños con trastornos del lenguaje	Uso de apoyos visuales, simplificación de instrucciones, actividades de aprendizaje multisensoriales, adaptaciones curriculares
Capacitación en habilidades sociales	Programas que enseñan a los niños a reconocer y expresar emociones, resolver conflictos y establecer relaciones interpersonales saludables	Programas de habilidades sociales, grupos de apoyo, mentoría entre pares
Apoyo emocional	Estrategias para ayudar a los niños a manejar y expresar sus emociones y a desarrollar la resiliencia	Terapia cognitivo-conductual, terapia de juego, técnicas de relajación y mindfulness
Apoyo familiar	Servicios y recursos para apoyar a las familias de niños con trastornos del lenguaje	Grupos de apoyo para padres, orientación y educación sobre el trastorno, asesoramiento en la gestión del comportamiento
Participación en actividades extracurriculares	Fomentar la participación de los niños con trastornos del lenguaje en actividades extracurriculares para desarrollar su autoestima y habilidades sociales	Clubes de arte, deportes, música, actividades de voluntariado
Planes de apoyo individualizados	Planes de intervención personalizados que abordan las necesidades específicas de cada niño con trastorno del lenguaje	Planificación conjunta entre profesionales de la salud y la educación, establecimiento de objetivos y estrategias de enseñanza adaptadas, recursos y servicios de apoyo emocional y social
Colaboración interdisciplinaria	Trabajo conjunto entre profesionales de la salud y la	Comunicación efectiva entre médicos, psicólogos, logopedas, maestros y

Tipo de intervención	Descripción	Ejemplos
	educación para abordar de manera integral los trastornos del lenguaje	orientadores, intercambio de información y recursos, enfoque holístico en la atención de los niños

Promoción del bienestar y el éxito académico

El trabajo interdisciplinario también es fundamental para garantizar el bienestar emocional y el éxito académico de los niños con trastornos del lenguaje. Los educadores y los profesionales de la salud pueden colaborar para desarrollar estrategias de apoyo emocional y social, como la promoción de la inclusión en el aula y la facilitación de la participación en actividades extracurriculares. Además, pueden trabajar juntos para monitorear el progreso académico y ajustar las intervenciones según sea necesario, lo que garantiza que los niños reciban el apoyo adecuado a lo largo de su trayectoria educativa.

Plan de intervención para los padres en casa

Un plan de intervención para los padres en casa puede incluir las siguientes estrategias:

1. **Comunicación y lenguaje en el hogar**: Es importante que los padres hablen y comuniquen con sus hijos regularmente. Se les puede animar a hacer preguntas abiertas, leer libros y cuentos juntos, y tener conversaciones significativas con ellos.
2. **Modelado del lenguaje**: Los padres pueden modelar un lenguaje claro y correcto, utilizando palabras y frases que sean apropiadas para la edad y el nivel de desarrollo de su hijo. También pueden repetir las palabras y frases que su hijo está aprendiendo, para ayudar a consolidar su comprensión.
3. **Juego y actividades de lenguaje**: Los padres pueden utilizar juegos y actividades que fomenten el desarrollo del lenguaje, como juegos de adivinanzas, canciones, rimas y juegos de vocabulario. También pueden animar a sus hijos a describir objetos y eventos, y a hacer preguntas sobre el mundo que les rodea.
4. **Establecimiento de rutinas y horarios**: Es importante establecer rutinas y horarios regulares para las actividades diarias, como las comidas y el tiempo de juego. Esto puede ayudar a crear un ambiente seguro y predecible, lo que puede ser especialmente beneficioso para los niños con trastornos del lenguaje.
5. **Colaboración con el terapeuta del habla**: Los padres pueden trabajar en colaboración con el terapeuta del habla de su hijo, siguiendo sus recomendaciones y proporcionando retroalimentación regular sobre el progreso de su hijo en casa.
6. **Atención a la salud en general**: Los padres pueden asegurarse de que su hijo tenga una buena salud general, incluyendo una dieta saludable y suficiente ejercicio físico. Esto puede ayudar a mantener un buen estado de ánimo y una mejor capacidad de aprendizaje y concentración.

En general, el objetivo del plan de intervención para los padres en casa es proporcionar un ambiente estimulante y favorable para el desarrollo del lenguaje de su hijo, y apoyar la intervención que se esté llevando a cabo en el centro de tratamiento o con el terapeuta del habla. La colaboración entre los padres y los profesionales de la salud es clave para garantizar el éxito de la intervención y el progreso en el lenguaje del niño.

Conclusión

La colaboración interdisciplinaria entre profesionales de la salud y la educación es esencial para abordar de manera efectiva los trastornos del lenguaje en niños y adolescentes. Al combinar los conocimientos y habilidades de estos expertos, se puede proporcionar una evaluación más precisa, un diagnóstico más completo y un tratamiento más eficiente y personalizado. Además, el trabajo conjunto de estos profesionales facilita la promoción del bienestar emocional y el éxito académico de los niños afectados por trastornos del lenguaje.

La comunicación efectiva y la cooperación entre médicos, psicólogos, logopedas, maestros y orientadores permiten el intercambio de información y recursos necesarios para desarrollar enfoques integrales y holísticos en la atención de estos niños. Esto también contribuye a la formación de redes de apoyo y sistemas de referencia entre profesionales, lo que facilita un acceso más rápido y eficiente a los servicios adecuados para los niños y sus familias.

En última instancia, el enfoque interdisciplinario en el manejo de los trastornos del lenguaje ayuda a garantizar que los niños reciban la atención y el apoyo necesarios para superar sus dificultades, alcanzar su máximo potencial y tener una experiencia educativa exitosa y enriquecedora.

Bibliografía

1. Law, J., Garrett, Z., & Nye, C. (2003). Speech and language therapy interventions for children with primary speech and language delay or disorder. Cochrane Database of Systematic Reviews, 3.
2. McCauley, R. J., & Fey, M. E. (2006). Treatment of language disorders in children. Journal of Speech, Language, and Hearing Research, 49(4), 725-727.
3. Snowling, M. J., Bishop, D. V., Stothard, S. E., Chipchase, B. B., & Kaplan, C. A. (2006). Psychosocial outcomes at 15 years of children with a preschool history of speech-language impairment. Journal of Child Psychology and Psychiatry, 47(8), 759-765.
4. Kaderavek, J. N., & Justice, L. M. (2010). Collaborative consultation in early childhood settings. Baltimore, MD: Brookes Publishing.
5. National Institute on Deafness and Other Communication Disorders. (2018). Speech and Language Developmental Milestones. Retrieved from https://www.nidcd.nih.gov/health/speech-and-language.
6. American Speech-Language-Hearing Association. (2021). What is a Speech-Language Pathologist? Retrieved from https://www.asha.org/public/What-is-a-Speech-Language-Pathologist/.
7. McCauley, R. J., Strand, E. A., Lof, G. L., Schooling, T. L., & Frymark, T. (2009). Evidence-based systematic review: effects of intensity of treatment and constraint-induced language therapy for individuals with stroke-induced aphasia. Journal of Speech, Language, and Hearing Research, 52(2), 450-475.
8. Sices, L., Taylor, H. G., Freebairn, L., Hansen, A., Lewis, B., & Schooling, T. (2007). Relationship between speech-sound disorders and early literacy in preschool children: a population-based study. Journal of Developmental & Behavioral Pediatrics, 28(6), 438-447.

Apoyo emocional y práctico para las familias, con el objetivo de empoderar a los padres y cuidadores

La presencia de un trastorno del lenguaje o la disfagia en un niño puede tener un impacto significativo en la vida diaria de la familia. Los padres y cuidadores pueden sentirse abrumados y desconcertados sobre cómo ayudar a su hijo y encontrar la ayuda que necesitan. Es importante que los profesionales de la salud y la educación brinden apoyo emocional y práctico a las familias para empoderarlos en su labor de acompañar a sus hijos en este camino del trastorno del lenguaje y la disfagia.

Los trastornos del lenguaje y la disfagia en niños pueden generar una gran carga emocional y psicológica en las familias. Es por eso que el apoyo emocional y práctico es esencial para ayudar a los padres y cuidadores a hacer frente a estos desafíos y mejorar la calidad de vida de sus hijos.

Los profesionales de la salud, como los logopedas y los psicólogos, pueden desempeñar un papel fundamental en la provisión de apoyo emocional y práctico para las familias. Es importante que los profesionales estén capacitados para identificar las emociones y las necesidades de los padres y cuidadores, y brindar un ambiente seguro y acogedor donde puedan expresar sus sentimientos y preocupaciones.

Además del apoyo emocional, es importante que los profesionales brinden información clara y precisa sobre el trastorno del lenguaje o la disfagia del niño, para que los padres puedan comprender mejor el trastorno y tomar decisiones informadas sobre la intervención y el tratamiento. Los profesionales también pueden proporcionar herramientas prácticas y estrategias para ayudar a los padres y cuidadores a apoyar el desarrollo del lenguaje y la alimentación de sus hijos en el hogar.

Es importante destacar que el apoyo emocional y práctico también puede tener un impacto positivo en la recuperación y el bienestar del niño. La ansiedad y el estrés de los padres pueden afectar la motivación y el progreso del niño en la terapia del lenguaje y la disfagia. Por lo tanto, el apoyo emocional y práctico no solo es beneficioso para los padres y cuidadores, sino también para el niño.

En conclusión, el apoyo emocional y práctico es esencial para ayudar a las familias a hacer frente a los desafíos de los trastornos del lenguaje y la disfagia en niños. Los profesionales de la salud tienen un papel clave en la provisión de este apoyo, y es importante que estén capacitados para brindar un ambiente seguro y acogedor, información clara y precisa, y herramientas prácticas y estrategias para apoyar el desarrollo del lenguaje y la alimentación de los niños en el hogar.

Además del apoyo emocional, las familias también necesitan apoyo práctico para abordar los desafíos asociados con el trastorno del lenguaje o la disfagia de su hijo. Los profesionales pueden brindar información y recursos útiles, como estrategias de comunicación efectivas, opciones de tratamiento y técnicas de alimentación segura.

El modelo de atención centrada en la familia es una estrategia de intervención que se enfoca en la familia como un todo y se basa en la premisa de que los padres y cuidadores son los expertos en la vida de su hijo. Este modelo se ha demostrado efectivo en el tratamiento de trastornos del lenguaje y la comunicación en niños, ya que involucra a los padres y cuidadores en el proceso de intervención y les brinda herramientas prácticas para apoyar el desarrollo del lenguaje en el hogar.

Además de proporcionar actividades prácticas para apoyar el desarrollo del lenguaje, el modelo de atención centrada en la familia también implica una colaboración estrecha entre el profesional y la familia. Los profesionales deben trabajar en estrecha colaboración con los padres y cuidadores para desarrollar un plan de intervención individualizado que aborde las necesidades específicas de su hijo y que se adapte a las circunstancias y recursos disponibles en el hogar.

Los profesionales de la salud y la educación pueden proporcionar a los padres y cuidadores información sobre estrategias de comunicación y lenguaje efectivas, y cómo integrar estas estrategias en las actividades diarias. También pueden enseñar a los padres y cuidadores técnicas de manejo del comportamiento que les permitan fomentar el lenguaje y la comunicación en su hijo.

El objetivo principal del modelo de atención centrada en la familia es empoderar a los padres y cuidadores para que se conviertan en los principales defensores del desarrollo del lenguaje de su hijo. Al brindar a los padres las herramientas y el conocimiento necesarios para apoyar el lenguaje y la comunicación en el hogar, se puede mejorar la calidad de vida de los niños con trastornos del lenguaje y la disfagia, y ayudarles a alcanzar su máximo potencial.

Otra forma en que los profesionales pueden empoderar a las familias es fomentando la participación de los padres en el proceso de tratamiento. Los padres pueden ser alentados a hacer preguntas y compartir sus preocupaciones y observaciones con los profesionales de la salud y la educación. Los padres también pueden ser capacitados para ayudar en el proceso de tratamiento, como ayudar a su hijo a practicar ejercicios de lenguaje en el hogar o acompañar a su hijo a las sesiones de terapia del habla.

En resumen, el apoyo emocional y práctico para las familias es esencial para empoderar a los padres y cuidadores en su labor de acompañar a sus hijos en el camino del trastorno del lenguaje y la disfagia. Los profesionales pueden brindar apoyo emocional, recursos prácticos y fomentar la participación de los padres en el proceso de tratamiento. Al hacerlo, las familias pueden sentirse más seguras y capacitadas para ayudar a sus hijos a superar los desafíos asociados con el trastorno del lenguaje y la disfagia.

Bibliografía

1. Cook, F., & Sullivan, M. P. (2014). Supporting families in promoting the social and emotional well-being of infants and toddlers who are at risk or who have developmental disabilities. Infants & Young Children, 27(1), 48-64.
2. Grigorenko, E. L. (2009). Parent advocacy in the context of developmental disabilities: an introduction to the special issue. Journal of policy and practice in intellectual disabilities, 6(1), 1-2.
3. Hesketh, V. (2010). Supporting parents of children with speech and language difficulties. Journal of child health care, 14(3), 211-220.
4. Kaiser, A. P., & Hancock, T. B. (2003). Teaching parents new skills to support their young children's development. Infants & Young Children, 16(1), 9-21.
5. Kumin, L. (2014). Enhancing the role of families in supporting the communication and language development of young children with developmental disabilities. Seminars in speech and language, 35(2), 127-137.
6. Law, J., Boyle, J., Harris, F., Harkness, A., & Nye, C. (2000). Prevalence and natural history of primary speech and language delay: findings from a systematic review of the literature. International Journal of Language & Communication Disorders, 35(2), 165-188.
7. Nishioka, V. M., & Behl, D. D. (2010). Parent education in early intervention: a call for a renewed focus. Infants & Young Children, 23(3), 195-207.
8. Rescorla, L. (2005). Age 17 language and reading outcomes in late-talking toddlers: support for a dimensional perspective on language delay. Journal of speech, language, and hearing research, 48(3), 459-472.
9. Snowling, M. J., & Bishop, D. V. (2008). Training the brain: practical applications of neural plasticity from the intersection of cognitive neuroscience, developmental psychology, and prevention science. American psychologist, 63(6), 533-545.
10. Wallon, H. (1949). Les origines de la pensée chez l'enfant. PUF.